生命倫理の
レポート・論文を
書く

松原洋子・伊吹友秀

編

東京大学出版会

Writing Research Papers on Bioethics
Yoko MATSUBARA and Tomohide IBUKI, Editors
University of Tokyo Press, 2018
ISBN 978-4-13-062420-6

まえがき

　この本は、生命倫理について調べ、考え、書くためのガイドブックです。生命倫理の授業を受けている学生や、ゼミ論文・卒業論文で生命倫理をテーマに論文を書く学生をサポートすることを主な目的としています。私たちは、大学や専門学校で生命倫理を教えてきました。その経験をふまえて、学生の顔を思い浮かべながら、議論を重ねてこの本をまとめました。

　大学の授業では、応用倫理学として、死生学として、あるいは生命科学研究の倫理指針との関連で、などさまざまな観点から生命倫理のトピックが取り上げられます。また医師・看護師・薬剤師をはじめとする医療者の養成課程では、国家試験対策もあってカリキュラムに生命倫理が組み込まれています。学生の関心を引き出すために、映画やテレビ番組、小説、報道記事など幅広いジャンルの素材を授業の教材として使うことも少なくありません。

　生命倫理の授業は、このように内容や目的が多岐にわたるため、授業で学んでいることが生命倫理の研究や議論の全体からみてどのあたりに位置するのかが、学生にはわかりづらくなっています。生命倫理という研究領域の見通しをもっとよくして、「生命倫理学の歩き方」がわかるようにすれば、学生の学びが深まり、よりよいレポートや論文を書けるようになるのではないか、と私たちは考えました。優れた生命倫理の入門書やレポート・論文作成法の参考書がすでに数多くあるなかで、「生命倫理のレポート・論文を書く」ことに狙いを定めた本書をつくることにしたのはそのためです。

　まずは、「1　はじめに——生命倫理ってなんだ？」を読んでみてください。生命倫理の学び方やこの本の使い方が、教室の学生たちに語りかけるようにわかりやすく説明されています。生命倫理は関連するテーマが多様で、つかみどころがないような印象を受けるかもしれませんが、このガイダンスにしたがって第2章以降を読み進んでいけば、考えが整理でき、レポートや論文を書くための道筋が見えてくるはずです。

人や人以外の生命をいかに扱うべきかについて、意見が分かれ、答えが簡単には出ないような生命倫理の難問が、私たちのまわりにはたくさんあります。あなたやあなたの大切な人たちが、問題の当事者になることもあるでしょう。その理由を知りたい、難問を解きたい、窮地から脱したいと思ったとき、この本がなにかの役に立つかもしれません。よいレポートや論文を書くための方法は、よく調べ考えて新たな世界を発見する方法に通じるからです。

　大学で学ぶ学生はもとより、社会的立場や年齢をこえて、生命倫理に関心をもつ多くの人々にこの本が届くことを願っています。

松原洋子

目 次

まえがき　i

1　はじめに──生命倫理ってなんだ？　　　　　　　　　　　　1
　1-1　意外と身近な生命倫理の問題　1
　1-2　生命倫理とはなにか　3
　1-3　学問としての生命倫理学　5
　1-4　生命倫理学とほかの学問の関係　9
　1-5　本書の使い方　11

I　生命倫理について書くために

2　生命倫理はなにを問うのか　　　　　　　　　　　　　　　17
　2-1　はじめに　17
　2-2　人の誕生前後から死ぬまでの生命倫理　18
　2-3　社会に暮らす多くの人に着目する──公衆衛生の倫理　31
　2-4　未来の人類に着目する──医学・生命科学研究の倫理　35
　2-5　おわりに　38

3　生命倫理学の論文を書くためのポイント　　　　　　　　　39
　3-1　「自由に書け」とはいうけれど……　39
　3-2　論文の骨格を知る　40
　3-3　本や論文の内容をまとめる　46
　3-4　生命倫理学について「自由」に書こう！　50

4　生命倫理の研究を探してみよう　　　　　　　　　　　　　53
　4-1　先人の研究を調べることの意義　53

4-2　先行研究の探し方（日本語）　55

4-3　先行研究の探し方（英語）　58

4-4　先行研究の整理の仕方　60

4-5　先行研究の活かし方　62

5　倫理的に書くために知っておきたい基本ルール　65

5-1　生命倫理学の論文を倫理的に書く　65

5-2　調査・研究を正しく行う　66

5-3　調査・研究に協力してくれる人を保護する　70

5-4　論文の著者であることの意味　74

5-5　その他気をつけておくべきこと　75

5-6　おわりに　77

II　生命倫理の問題への多様な答え方

6　当事者の意識や世論のあり方を調べる　81

6-1　社会調査とは？　81

6-2　既存の社会調査を引用する際の注意点　84

6-3　悩めるO君登場！──「検証可能な問い」を立てるために　86

6-4　問いを検証するために「適切な調査」を計画する　93

6-5　適切な手法を用いて調査を「分析」する　101

6-6　おわりに　108

7　いまをとらえなおすために歴史を振り返る　111

7-1　生命倫理と歴史　111

7-2　対象を絞り込む　112

7-3　歴史学的アプローチの作法　114

7-4　調査　115

7-5　情報を整理、分析してみる　120

7-6　書いてみる　121

7-7　おわりに──歴史学的アプローチの魅力　124

コラム 1　生命倫理の成り立ちを問いなおす　　　　　　　　　125

8　法について調べたり考えたりする　　　　　　　　　129
　8-1　どうして法について調べるのか　129
　8-2　法律学の基本の知識　130
　8-3　どうやって法律分野の資料を探すか　134
　8-4　法令、条文、判例の調べ方　135
　8-5　法令、条文、判例の読み方　142
　8-6　どのように法律・規制ができたかを調べるには　144
　8-7　生命倫理学に関するトピックの法学的な調査例　146
　8-8　おわりに　149

9　価値について議論する　　　　　　　　　　　　　151
　9-1　自分の意見について書くために　151
　9-2　文献を読む前に　153
　9-3　文献を読んで論点を確認する　155
　9-4　考えたことを書く　161
　9-5　思考実験について　163
　9-6　おわりに　165

コラム 2　自分の体験を記述する　　　　　　　　　　　167

10　おわりに──生命倫理学の研究へ　　　　　　　　175
　10-1　レポートから卒業論文へ　175
　10-2　卒業論文から学術論文へ　177
　10-3　生命倫理学を研究する　179

さらに勉強したい人のための読書案内　181
あとがき　185

1 ｜ はじめに——生命倫理ってなんだ？

1-1　意外と身近な生命倫理の問題

　インターネットや新聞・テレビのニュースなどに接していると、「生命倫理」という言葉を見たり聞いたりする機会があると思います。たとえば、「尊厳死や安楽死は生命倫理の観点から問題がある」とか、「出生前診断は、障害があることが判明した胎児の中絶につながることがあり、生命倫理の面からも検討が必要だ」とか、「生命の重さを知っている医療従事者を育てるために、生命倫理の教育が必要だ」といった具合です。

　人工妊娠中絶や安楽死などは、現実味がなく、なにか遠い世界の話、自分には関係のない話だと思っている人もいるでしょう。しかし、一定の年齢になってから妊娠をした人のなかには、おなかの赤ちゃんに障害がある確率が高くなることを心配して、胎児の検査を希望する人もいます。また、家族や自分自身が重い病気やけがを負って死期が迫っているような場合には、苦しみのなかで安楽死が頭をかすめるかもしれません。こうした事態に直面するときが、だれにもやってくる可能性があるのです。

　このほかにも生命倫理で扱われる問題のなかには、実は身近なもの、あるいは、無視できないものが存在します。たとえば、臓器移植という医療技術があります。現行の臓器移植法で、臓器移植のドナー（臓器提供者）として、最低限の条件を満たしているのは次のa〜dのうち、どの場合かわかりますか？

　　a．臓器移植のドナーになることを希望している人が、いわゆる「植物

状態」になった場合

　　b．臓器移植のドナーになることを希望している人が脳死状態になり、
　　　臓器提供を家族が承諾した場合

　　c．臓器移植のドナーになることについて本人が希望していたかどうか
　　　はわからないが、臓器提供を家族が承諾した場合

　　d．臓器移植のドナーになることについて本人は希望していたが、臓器
　　　提供に家族が反対している人が脳死状態になった場合

　正解は……bとcです。aの「植物状態」は現在、遷延性意識障害と呼ば
れています。この人は臓器移植法が定める脳死状態にはありませんので、脳
死臓器移植のドナーになることはできません。また、臓器提供には家族の承
諾が必須ですのでdの場合は提供できません。いつ自分が脳死状態になるの
かは予測がつかないなかで、ドナーになりたい人、なりたくない人双方とも
に、普段からこの問題を考えておかないと、いざというときには自分の希望
が通らないおそれがあるわけです。

　また、臓器移植の問題は、人間の生や死をどのように考えるかという問い
にもつながってきます。「脳の機能が停止していれば、人間は死んでいる」
と考えてもよいのでしょうか。この問いに対して、「死んでいる」とはっき
りと答える人もいるでしょう。しかし、そういった人は「脳の機能が停止し
ているとはどういう状態なのか」、あるいは、「脳の機能は停止しているが、
機械によってであろうとも心臓がドクドクいっている人を死んでいるとみな
すべきだろうか」のようなさらなる問いにぶつかることになります。

　生や死についてはいろいろな考え方があってよいのに、なぜあえて脳死を
めぐって「死とはなにか」を突き詰めなければならないのでしょう。それは、
脳死体からの臓器移植が技術的に可能になり、移植を待つ人に臓器が提供で
きるように、脳死も死として認めよう、という意見や活動がでてきたからで
す。その結果、臓器移植法という法律もつくられました。1人1人の死生観
はどうであれ、事故などで不意にあなたや家族が脳死状態になれば、この法
律の考え方にしたがって、手続きが進んでいきます。つまり、「死生観は人
それぞれ」では片づかない状況のなかで、すでに私たちは生活している、と

いうことです。さらに、自分や家族が病気などで脳死体からの臓器移植を必要とする状態になったとき、この法律がどう運用されるかに重大な関心を払わざるをえなくなるかもしれません。

上で挙げた脳死・臓器移植以外にも、実は身近で切実な生命倫理に関するトピックはたくさん存在します。とはいっても、常日頃こうした問題を意識する機会はさほど多くはないことでしょう。そういう人にとって生命倫理について考える契機の1つになるのが、大学での授業になるのかもしれません。

1-2　生命倫理とはなにか

今日、多くの大学では「生命倫理」、あるいはそれに関連した授業が開講されています。それらの授業のなかで「生命倫理に関するレポートを書きなさい」というような課題が出されることもあるでしょう。本書は、そのような課題を出された学生が、生命倫理学としてのレポートをそれなりに書けるようになること、さらに、卒業論文や修士論文を書くときにも役立てられることを目指して執筆されました。

もちろん、みなさんのなかには、レポートの締め切りが迫るなかであわただしい気持ちで本書を手に取った人もいるでしょう。でも、せっかく興味があって、またはなにかの縁で生命倫理の問題にふれる機会を得たのですから、まずはもう少し、「生命倫理とはなにか」について知ってからレポートを書き始めても遅くはないと思います。

ところで、「生命倫理」という言葉を聞いて、みなさんはなにを思い浮かべるでしょうか？

　　学生A　なにそれ？
　　——それはちょっと悲しい。
　　学生B　生命論理？　あの楽単（簡単に単位をもらえる科目のこと）だったやつね。
　　——そ、そうだね。
　　学生C　中絶手術とか……、あとは、体外受精とか？

──そうそう、近づいてきた。でも、それら自体は医療技術だよね。

学生D　哲学とか道徳みたいなやつ？

──だいぶ近づいてきましたが、でも、それらと完全に一致するわけではないですね。

学生E　「生命科学と医療の道徳的な側面──そこには道徳的な考えや決定、振る舞い、政策が含まれる──について、学際的な状況下で多様な倫理学的方法論によって行われる体系的な研究」と、『生命倫理百科事典』を編纂したW・ライクは定義していたはずです。

──え！？

　おそらく、学生Eのような答えをする大学生はいないと思います。学生Aや学生Bはともかく、普通に授業を受けている学生であれば、学生Cや学生Dくらいの答えになるのではないでしょうか。学生Cが挙げた「中絶手術」や「体外受精」は、たしかに生命倫理でよく扱われる問題ではあります。しかし、それら自体は医療技術であり、たとえば、「いかにして体外受精の成功率を上げるか」は医学的な問題です。一方、学生Dのいう「哲学」や「道徳」も生命倫理に深く関連しますが、「時間は実在するか」などの哲学的な問いや「お年寄りは大切にしましょう」といった道徳的な格言は、生命倫理のテーマにはなりません。また、「安楽死について諸外国はどのような法制度を持っているか」や「人工妊娠中絶についての考えは歴史的にどのように変遷してきたのか」といった問題などは、逆に哲学や道徳の問題とはいえないでしょうが、生命倫理の問いとしては有効です。

　生命倫理ではしばしば、中絶手術や体外受精のような医療技術とこれらにかかわるさまざまな倫理的なジレンマに関する問題を扱います。たとえば、本書の第2章ではそのような生命倫理が扱う多くの問題を人生のライフコースに沿って紹介していますが、そのなかでは、人の誕生前後、少年期から老年期、さらに人が死ぬまでに多様な倫理的なジレンマがあることが説明されています（表1-1参照）。このほかにも社会で多くの人が共存する際に問題となるものや、人類の未来にかかわるものまで、生命倫理では多岐にわたる倫理的なジレンマを扱います（詳しくは第2章を参照）。

表 1-1　生命倫理を論じるときによく扱われる倫理的なジレンマの例

誕生前後の 倫理的なジレンマ	・胎児は人間扱いするべきか、それともまだ人間ではないと考えるべきだろうか？ ・生まれる前の受精卵の遺伝子を親の思いのままに操作することは許されるのだろうか？
人生にわたる 倫理的なジレンマ	・人間の臓器はリンゴのようにモノとして売買できるか、それとも人身売買同様に禁じられるべきだろうか？ ・科学技術の力を使って、常人以上の筋肉や頭脳を手に入れようとすることを認めてよいのだろうか？
人が死ぬまでの 倫理的なジレンマ	・脳死者に家族がなく、本人の事前の同意もないとき、移植用の臓器摘出は認めてよいだろうか？ ・人は自ら望む場合には、医師などに死を選ぶ手助けをしてもらうことが許されるべきだろうか？

1-3　学問としての生命倫理学

　ここまで、生命倫理とはどのようなものであるかを、いくつか例を挙げて説明してきました。生命倫理の問題について扱う学問が生命倫理学です。本節では、学問としての生命倫理学についてもう少しふみ込んで説明したいと思います。なぜならば、みなさんに生命倫理のレポートや論文を書かせる先生たちは、この生命倫理学なる学問分野を念頭に置いて、これらの課題を課しているからです。「敵を知り……」の故事ではありませんが、レポートや論文を書くにあたっても、生命倫理学とはどういったものかをあらかじめ頭に入れておいたほうが、見当違いなものを書かずにすみます。

　ところで、「生命倫理学とは何か」を説明する際には、前節でE君が述べたライクの定義などがよく引き合いに出されます。ひとまずここでは、もう少しシンプルな定義として、「生命をめぐる倫理的な問題についての学際的な研究分野」ぐらいに理解してもらえればと思います。ただ、このように定義しても、まだいくつか説明を足さなければいけない点が残ります。そこで、生命倫理学がどういうものなのかをもう少しよく知ってもらうために、(1) 生命、(2) 倫理、(3) 学際性、という3つのキーワードを取り上げて、詳しく説明したいと思います。

（1） 生命

　生命倫理学は、基本的には生命にかかわりのある問題を扱います。人工妊娠中絶や体外受精のような医療技術や終末期医療のような医療実践、あるいは、人間の生命を救うための医学研究などは、まさに人間の生命にかかわる事柄です。ほかにも、筋肉ムキムキになるためや、テストでいい点をとるためなど、病気の治療ではなく能力増強のために医科学技術を使ってもいいかといった、「エンハンスメント」の問題があります（第2章参照）。これも、私たちがどのように生きるべきか、人間の生命はどのようにあるべきかにかかわっているといえます。

　一方で、この「生命」の範囲をどこまでととるか自体も生命倫理学の大きな課題となります。たとえば、母親のおなかのなかの胎児、あるいはヒトの体細胞や卵子や精子はどうでしょうか？　さらに人間以外の「生命」はどうでしょうか？　たとえば、動物や植物の生命にかかわる問題は、生命倫理学の射程に入るのでしょうか？　動物の命にかかわる倫理問題を扱う動物倫理や、植物も含めて環境にかかわる倫理問題を扱う環境倫理と呼ばれる分野もあります。これらを生命倫理の問題の一部とみるか、それとも、別のものとみるかは議論が分かれるところです。ただし、歴史的にみた場合には、環境倫理も生命倫理の重要な一部であった、もっといえば欧米の生命倫理の源流の1つは環境倫理にあったと主張する学者もいます。また、動物倫理については、これを研究する人たちと生命倫理を研究する人たちには重なる部分も多いといえます。いずれにせよ、「生命」という概念を広めにとらえた場合には、この辺りまでを生命倫理の扱う問題として含むことができることは確かです。

（2） 倫理

　上記のように生命倫理は「生命」に関連する問題を扱います。しかし、「生命倫理」は医学でも生物学でも、ましてや環境学でもありません。「女性の身体への負担が少ない中絶手技の開発」は医学の問題といえますが、生命倫理の問題ではないですね。一方で、この問題が「女性の身体に過度な負担のかかる妊娠8か月以降の人工妊娠中絶（後期中絶）は、どのような条件において許容されるべきか」というものになれば、立派な生命倫理の問題にな

ります。これらの違いはどこにあるのでしょうか？

　端的にいってしまえば、それが「倫理」の問題にふれているか否かというところに違いがあります。「倫理」という言葉もまたさまざまな解釈のある言葉ですが、倫理の「倫」という字は「人間の仲間」を、理という字は「物事の筋道やルール」を意味します。ですので、ここでは「倫理」という言葉を、さしずめ「人と人との間の決まりごとやルール」ぐらいに理解しておいてもらえればいいかと思います。すなわち、人と人との間で、「どうするべきか」や「どうあるべきか」について考えるのが倫理の問題だといえます。そして、これらの問題を学問的に探究する分野のことを倫理学といいます。

　もちろん、上記のように定義した場合には、「人と人との間のルールはさておき、一個人としてはどうあるべきか」や「人と人ではなく、人と動物や環境との間でのルールはどうあるべきか」といった問題が抜け落ちることになります。では、これらは「人と人との間」の問題ではないので、倫理とは無関係なのでしょうか。前者（このような問題を道徳の問題と呼び分ける人もいます）に関しては、「個人がどうあるべきか」といっても、結局のところ当人が所属する社会や共同体と無関係に規定することはできないという考えもあります。また、近年の環境倫理や動物倫理の1つの新しさは、それまで人間に限定されていた倫理の問題を、動物や環境にまで拡張したところにあったということができます。つまり、倫理学では「人と人との間」を基礎としながら、問題を幅広く論じることができるのです。

　このように生命倫理をもう少し詳しく分析してみると、「生命にかかわる事柄について、どうするべきか、あるいは、どうあるべきかを考えること」であるといえそうです。先ほどの中絶を例にとれば、「女性の身体に過度な負担のかかる後期中絶は、どのような条件において許容されるべきか」という問いのように、生命にかかわる問題で、なおかつ、社会やほかの人にも影響する事柄についての決まりごとやルールについて考えるのが、生命倫理の問題であるといえます。

　ただ、これらの決まりごとやルールについて考えるといっても、いくつかのレベルや方法があります。たとえば、「後期中絶を許すべきか」という問い1つをとっても、「後期中絶を許容すべきだという議論を倫理的に正当化

できるだろうか、正当化できるとしてその場合の条件はなにか」というものもあれば、「後期中絶を法律で禁止するべきか」、「一般の人々は後期中絶を許容すべきと考えているか」、あるいは「後期中絶を禁止するというルールをどうやって人々に守らせるか」など、さまざまな角度から考えることができます。

（3）　学際性

　生命倫理の問題では、生命科学、医学／医療のほか、倫理、法律、社会、さらには文化、宗教、歴史などにかかわる要素が複雑に絡み合っています。したがって、さまざまな学問の分野から問うことができます。これが生命倫理の学際性です。

　たとえば、生命倫理の問題は、1）ルールの内容自体の問題、2）ルールのつくり方の問題、3）ルールの実行の問題に分けることができるという人もいます。再び後期中絶を例にとれば、「後期中絶を許すことを倫理的に正当化できるだろうか」は1）の問題ですし、「後期中絶を法律で禁止するべきか」や「一般の人々は後期中絶を許容すべきと考えているか」は2）の問題になります。そして、「後期中絶を禁止するというルールをどうやって人々に守らせるか」は3）の問題ということになるでしょう。

　これらの問いの違いは、これらの問いに対する答えの出し方の違いにもつながります。つまり、1）のような問題は伝統的には倫理学の、2）や3）は法学や社会学の課題であるといえるでしょう。あるいは、そういったルールの変遷やその成り立ち、および背景を考える歴史学的なアプローチもあります。このように、生命倫理学ではいろいろな角度から問題を問うことができるがゆえに、多様な学問的方法から答えを探すことができる、あるいは、探す必要があるといえます。これが、生命倫理が学際的な研究分野であるといわれる理由の1つです。

　また、生命倫理の問題を考えるときは、単にいろいろな角度から問いを立てて答えるだけではなく、ときにはそれらの知識を統合して大きな問題に答えを出していく必要があるでしょう。すなわち、「後期中絶を許すべきか」という問いに答えるには、まず後期中絶そのものの倫理性を考え、それを法的に禁じた場合の影響や人々の態度を検討して、なおかつ、それを実行可能

な政策に落とし込んでいく必要があります。あるいは、その前提として、そもそも後期中絶とは医学的にどのような技術であるのかについての理解や、諸外国ではどのような対応がとられているのか、歴史的にみてどのように扱われてきたのかについての知識も必要となることでしょう。生命倫理が真に学際的といえるには、これらの多様な視点を横断して、統合していく作業が必要になります。しかし、これは簡単に達成できることではありません。大学の授業のレポートを書こうとしているみなさんにまず求められるのは、生命倫理の問いをどのように切り分けたらよいのか、それぞれの問いにきちんと答えていくにはどのような手順をふんでいったらよいのかを知ることです。本書はそんなみなさんに伴走して、ゴールにたどりつけるようにすることを考えてつくられています。そして、この本を一通り最後まで読んでもらったあとに、最後の第 10 章でもう一度学際性について考えてもらえればと思います。

　さて、ここまでは、生命倫理の学問的な側面について説明してきました。一方で、人工妊娠中絶や安楽死などは生命倫理上の難題を含んでおり、学問的観点からだけでなく、一般の人々の感情を伴った賛成・反対の運動や市民活動からも議論が進められてきました。こうした側面に関心をもちながら、レポートや卒業論文等を書く人もいるでしょう。その際には、社会におけるさまざまな主張や活動がどのように行われているのかを調べ、なぜそのような事態が生じているのかを分析して論じることになるでしょう。ここでもさまざまな要素が関連してくるため、生命倫理学の学際的なアプローチが意味をもってくるのです。

1-4　生命倫理学とほかの学問の関係

　前節で述べたように、生命倫理は学際性を 1 つの特徴としており、それゆえに多くの学問とその境界を接しています。もちろん、「倫理」と名がつくぐらいですから、生命倫理は倫理学と大きくかかわりがあります。倫理学は、人と人との間のルールや規則について研究する学問ですが、特に実際の世の中の問題について、「〜をどうするべきか」「〜はどうあるべきか」を考える

分野のことを応用倫理学と呼びます。その意味で、生命倫理のある側面については応用倫理学の一種であるということができます。

　応用倫理学はなににかかわる問題を扱うかで、さらにいろいろな下位カテゴリーをもちます。なかには、生命倫理とはあまり関係のない応用倫理学の分野もあります。たとえば、近年話題となっている人工知能（AI）についての倫理問題（例：AIにより制御される自動運転車が事故を起こした場合、だれが責任を取るべきなのか）などについて考えるロボット倫理や、企業は営利追求のためになにをやってもよいのか（例：法律さえ守っていれば、自社商品の事故の危険性を公表しないという態度は許されるべきか）などを考える企業倫理などがあります。他方で、どうして人は環境を守らなくてはいけないのかを考える環境倫理や動物の適切な扱いについて考える動物倫理などもありますが、これらは、生命にかかわる倫理問題を扱うという点では、生命倫理とも問題を共有していると考えられています。

　また、医療現場での倫理問題について考える領域を医療倫理と呼びます。この医療倫理は生命倫理の核の部分を占めています。生命・医療倫理（bio-medical ethics）という呼び方がされることもあります。また、看護倫理やその他の医療従事者の倫理（薬剤師倫理等）も、生命倫理の一部とみることができるでしょう。医療倫理や看護倫理の問題のなかには、医療技術や看護実践についての深い理解がないと解決できない問題や、現場の医療従事者の訴えによって顕在化してくる問題もあります。そのため、医学や看護学自体も、生命倫理に大きな影響を与える学問であるといえます。

　近年、なにかと世間を賑わせている研究の倫理も生命倫理とかかわりのある応用倫理学の一種です。研究倫理の領域は大きく分けて、1）研究公正（論文の捏造や盗用などの問題）にかかわるもの（第5章も参照）と、2）被験者や実験動物の保護にかかわるものに分かれます。前者は生命倫理の問題として扱われることはあまりありませんが、後者については、人間や動物の命にかかわる倫理問題であり、生命倫理の歴史からみても医療倫理と並んで非常に重要な核の部分を担っている問題群です。

　前節でもふれましたが、生命倫理の問題のなかには、法律による規制が必要なものや、なんらかの政策的な取り組みが必要になるものもあります。臓

器移植や再生医療に対する法規制や政策などがその典型例といえます。このように生命倫理的な問題が法や政策によって解決が求められるとすれば、生命倫理のなかに法学や公共政策学の知見が必要となってきます。また、そのような法や政策をつくる過程においては、社会の人々の考え方や社会の構造についての洞察が必要になることもあるでしょう。そのような問題を分析することを得意とするのが社会学という学問分野になります。さらに、それらの歴史的な変遷を知ることが、問題の理解に欠かせないこともあります。この点で、生命倫理は歴史学とも接点をもつことになります。

　このように生命倫理は多くの既存の学問分野と協同しながら、ときにそれらを取り入れながら現実に存在する多くの問題に取り組んでいく学問であるといえます。このことは生命倫理の実際の問題に多様な視点をもたらし、学問としての発達を促しました。一方で、その副産物として、生命倫理の問題に、いろいろな答えの出し方が混在する状況を招いてしまっています。なので、どのような問いに対して、どのような答え方が必要なのかを理解しないことには、なかなか生命倫理の問題に適切に答えるのは難しくなっています。

1-5　本書の使い方

　ここまで、本章では生命倫理やそれを研究対象とする生命倫理学というものがどういうものなのかを説明してきました。第Ⅰ部では、生命倫理の問いをどのように立てるか（第2章）、論文をどのように書き始めるのか（第3章）、参考になる研究をどのように調べるのか（第4章）、論文を書くうえで守らなければいけないルールとはどんなものか（第5章）を説明します。第2章から第4章までで、生命倫理のレポートや卒業論文等を書くための準備運動が終わります。そのうえで、第5章では学問において絶対やってはいけない、いわば禁則事項について説明します。これらはスポーツでいえば、ルールブックの勉強といったところでしょうか。ルールを学ぶことで、サッカーボールを手でもって走ったり、野球のバットを投手にめがけて投げつけたりするようなことはなくなるはずです。悲しいことに、あらかじめ学問や研究のルールを知らないと、ときにはバットを投げつけているようなレポート

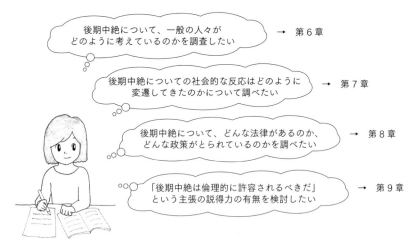

図1-1　第Ⅱ部の見取り図

（吹き出し内の文字）
後期中絶について、一般の人々が
どのように考えているのかを調査したい　　→　第6章

後期中絶についての社会的な反応はどのように
変遷してきたのかについて調べたい　　→　第7章

後期中絶について、どんな法律があるのか、
どんな政策がとられているのかを調べたい　　→　第8章

「後期中絶は倫理的に許容されるべきだ」
という主張の説得力の有無を検討したい　　→　第9章

になってしまうことがあるのです。

　そして、第Ⅱ部では実際に生命倫理のレポートや卒業論文などを、どのように書いていくかについて、具体的に説明します。この本では、生命倫理の問題の論じ方を、4つの方向から説明したいと思います。それぞれ、答えたい問いに合わせて、読む章を選んでみてください（図1-1）。第6章では、生命倫理に対する人々の意見や社会のあり方について答えなければいけないときに使える方法について説明します。たとえば、「後期中絶について、一般の人々がどのように考えているのかを調査しなさい」というレポート課題が出たとすれば、この章です。第7章では、生命倫理にかかわる問題の歴史的な経緯について考えるための方法について説明します。つまり、直面している問題がどのように語られてきたのか、あるいは、どのように規制されてきたのかについて調べてみたければこの章を読んでください。たとえば、「後期中絶について、社会はどのように対応してきたのかについて調べなさい」といった問題に答えを出すための方法を説明します。第8章では、生命倫理にかかわる法律や政策について調べるための方法について説明します。「後期中絶について、日本ではどんな法律があるのか、あるいは、どんな政策がとられてきたのか」について調べなければいけない場合に開くのが、こ

のページになります。そして、第9章では、生命倫理上の問いに対して、みなさんが抱く意見や考え、あるいは、ほかの人の意見や考えの正しさや正当性を論証するためのいくつかの方法について学びます。すなわち、「「後期中絶は倫理的に許容されるべきだ」という考え方について、あなた自身の意見を説得的に主張せよ」といった課題が出たとき、どうしたらよいのかを知りたければ、この章をみてください。これらの章を読むことで、生命倫理に関するレポートや論文を実際にどのように書くのかについて、よくわかってくると思います。ですので、第Ⅰ部が準備体操とルールの勉強だとすると、第Ⅱ部は、いよいよドリブルのやり方やキャッチボールのやり方について指南する章となります。

　このように書くと、「あれ、まだ試合はできないの？」という声が聞こえてきそうです。そう実は、レポートや一部の卒業論文というのは、本当の研究活動の練習段階にすぎません。レポート等を書いているなかで、もっと生命倫理について勉強したい、という意欲がわいた人は第10章を読んでみてください。この章では、レポートや卒業論文から、もう一歩進んで研究論文を書く、あるいは、生命倫理学を本格的に研究するための方法について、少しだけふれています。

　さあ、それでは生命倫理のレポートや卒業論文の完成を目指して、まずは第一歩をふみ出しましょう。

（伊吹友秀）

I

生命倫理について
書くために

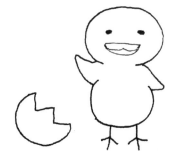

2 | 生命倫理はなにを問うのか

2-1　はじめに

　生命倫理についてのレポートや論文を書くとき、どのようなテーマが考えられるでしょうか。どのような問いかけが、生命倫理学らしい問いかけでしょうか。生命倫理学は、どんなことを考える学問でしょうか。この章では、生命倫理に関する問いを 11 個挙げ、概要を解説します。もちろん、この 11 の問いですべてを尽くせるわけではありませんが、読者のみなさんが生命倫理に関するレポートを書くときにテーマを探す道しるべになればよいと思います。

　これから提示する 11 のテーマはそれぞれ独立したトピックスです。みなさんの関心に応じて、取捨していただければよいと思います。とはいえ、たんなるトピックスの羅列にはせずに、体系性に若干配慮して 3 つのグループに分けています。まず、（1）個人の生き方に関する生命倫理です。これを、人の誕生前後から死ぬまでの過程に分けて考えます。次に、（2）社会全体の健康や幸福を考える生命倫理、すなわち公衆衛生の倫理です。そして、（3）未来の人類の健康や幸福にかかわる生命倫理です。これは医学・生命科学研究の倫理にあたります。

　それぞれのテーマについてレポートを書く場合、明らかにすべき問いを絞りこむ必要があります。「問い」は、あるべき原則を論じる「規範」と、実際の状況について論じる「記述」の 2 つのタイプに分けられます（図 2-1）。各テーマごとに例を挙げていますので、参考にしてください。

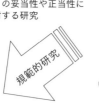
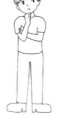

さまざまな倫理的問題に対する規範的判断（〜するべき、〜であるべき）の妥当性や正当性について検討する研究

さまざまな倫理的問題に関する事実（例：社会や人々の考え、法律、歴史的経緯、政策など）について明らかにする研究

規範的研究

記述的研究

図 2-1　規範的研究と記述的研究

2-2　人の誕生前後から死ぬまでの生命倫理

2-2-1　誕生前後

　近年では、医療技術の発展により、以前であれば神秘に包まれていた「人間が生まれる」という場面に対して、さまざまな介入が可能になりました。より安全に出産したい、より健康な子どもがほしい、いまはまだ子どもがほしくない、いまだからこそ子どもがほしい、こうした人々の希望をかなえようと、生殖に関する医療技術は発展してきたのです。しかし生殖補助医療技術の発展は、深刻な倫理的問題を引き起こしました。第三者精子提供体外受精、着床前検査、遺伝子改変、代理出産、出生前診断、人工妊娠中絶といったトピックスが、生命倫理学ではよく取り上げられます。ここでは、こうした人間が生まれるときの倫理的問題について、テーマ 1 として人工妊娠中絶、テーマ 2 として遺伝子改変、テーマ 3 として生殖補助医療をピックアップします。

【テーマ 1】人工妊娠中絶

　私たちはみな、胎児だったときがあります。お母さんのおなかのなかにいたときです。やがて分娩され、臍帯（へその緒）でつながれていた母体と切り離されました。少子化が進んでいるいまの日本でも、年間約 100 万人の子どもがこうして生まれてきます。しかし、出産にまで至ることなく、生命を絶たれる胎児は決して少なくありません。妊娠が途中で終わることを妊娠中絶といい、自然妊娠中絶と人工妊娠中絶からなります。自然妊娠中絶は、日

本産科婦人科学会の定義によると妊娠 22 週未満の場合は「流産」と呼ばれ、それ以降は「死産」と呼ばれます。妊娠を自覚する前のごく初期の流産まで入れると、全妊娠の 30％程度は自然妊娠中絶となります。他方、2015 年の人工妊娠中絶の件数は 17 万 6388 件でした。もし、人工妊娠中絶がなければ、17.5％程度の出生増が見込まれる計算になります。

　日本では、人工妊娠中絶は母体保護法によって規制されています。人工妊娠中絶を行うことができるのは妊娠 22 週未満の場合であり、(1) 妊娠の継続または分娩が身体的または経済的理由により母体の健康を著しく害するおそれのあるもの、または (2) 暴行もしくは脅迫によってまたは抵抗もしくは拒絶することができない間に姦淫されて妊娠したもののみが対象となります。ですから、出生前診断において胎児に遺伝性の疾患が認められたとしても、そのことだけでは人工妊娠中絶の理由にはなりません。(1) を拡大解釈して人工妊娠中絶が行われているのが現状です。

　人工妊娠中絶の倫理は、しばしば「胎児の生きる権利」対「妊娠している女性の自由」のせめぎ合いとして論じられます。「胎児の生きる権利」が主張されるとき、胎児の生命としての尊厳が強調されます。厳しくその基準を適用すれば、人工妊娠中絶は殺人と変わらぬ蛮行となります。それに対して、人工妊娠中絶が認められるべきと主張されるときには、女性の権利と自由がテーマとなります。私たちはみな、自分の身体について他人の指図を受けない自由をもっていると思っているのではないでしょうか。女性は、望まない妊娠をしない自由をもちます。それならば、女性が妊娠を望まなくなったときに、それを中断する自由をもつのは当然であるとも考えられるのです。

Box 1　人工妊娠中絶の問いの例

規範　・経済的理由による人工妊娠中絶は許されるか？
　　　・妊娠 22 週以降の人工妊娠中絶はなぜ許されないのか？

記述　・未成年者の人工妊娠中絶の件数は過去 20 年どのように推移しているか？
　　　・東アジア各国において人工妊娠中絶の法規制にどのような差異があるか？

【テーマ2】遺伝子改変

　生物の特徴は、親から子へと特徴が受け継がれていくこと、すなわち遺伝することです。世代を越えて遺伝する情報のひとまとまりを遺伝子と呼びますが、遺伝子は生物の細胞に含まれている染色体に位置づけられ、物質的には2重らせん構造をもつDNAの鎖です。DNAには4種類の塩基——アデニン（A）とグアニン（G）、シトシン（C）、チミン（T）——が含まれていて、この塩基の並び方が遺伝情報を担っています。現在では2つの画期的な技術革新により、遺伝子研究が急速に進展してきています。1つは、次世代シーケンサーと呼ばれる遺伝子解析装置の発展です。1990年、人間のDNAの塩基配列すべてを解き明かそうという「ヒトゲノム・プロジェクト」が開始され、2003年に全塩基配列が解読されました。人間1人分に相当する遺伝情報を解読するのに13年を要したわけです。しかし、現在では次世代シーケンサーを用い、わずか数日で全塩基配列を解析することができます。

　もう1つの技術革新が、遺伝子改変技術です。遺伝子改変技術とは、DNAの塩基配列を人為的に変化させる技術です。それによって、遺伝する情報をコントロールすることが可能となります。遺伝子改変技術は遺伝子工学とも呼ばれ、1970年代から開発されていましたが、2012年に圧倒的な簡単さで遺伝子改変をすることができるCRISPR/Cas9（クリスパーキャスナイン）という技術が開発されました。これは、遺伝子編集技術、あるいはゲノム編集技術と呼ばれています。

　遺伝子解析技術の医療応用は着実に進んでいます。1つめは生殖補助医療が挙げられます。体外受精によってできた受精卵を子宮に移植する前に遺伝子解析することで、その受精卵が遺伝性疾患を有しないかどうか判定することができます。ちなみに、重篤な遺伝性疾患の回避を目的とするのみならず、男女の産み分けも可能です。こうした遺伝子検査を、着床前スクリーニング検査といいます。2つめは、希少難病の原因解明です。希少難病の多くが遺伝性疾患であり、希少であるために、病因の解明と治療法の開発は遅れがちとなります。遺伝子解析技術の進展により、病気に特有の遺伝子変化を見つけだし、治療法の開発や、着床前診断に資することが可能となります。3つめは、予防医療に用いられる遺伝子診断です。BRCA1という遺伝子に変異

があると、乳がんや卵巣がんが高い確率で生じることが知られています。BRCA1 の変異に基づき、予防的乳房切除がなされる事例も増えてきました。

　遺伝子改変に関するもっとも身近な話題は、遺伝子組み換え作物ではないでしょうか。遺伝子を操作し、除草剤により耐性をもつ作物や、害虫に強い作物が生まれ、世界各地で栽培されています。日本でも遺伝子組み換え作物の受容に関して大きな社会的議論が興りました。遺伝子組換え作物を摂取した際の安全性、とりわけ長期的な安全性の問題、また、遺伝子組み換え作物が環境に与える影響などについて検討がなされました。その結果として、市場に並ぶ遺伝子組換え農産物とその加工食品については、一定の表示ルールが定められています。また、CRISPR/Cas9 のような新しい遺伝子編集技術が、人間の受精卵に用いられる可能性も指摘されています。実際、2015 年には中国の研究チームがヒトの受精卵に対するゲノム編集を伴う実験を行い、世界的に議論の的になりました。まだ技術は未確立ですが、もしかしたら将来、遺伝子編集技術を用いて、難病の治療が可能になるかもしれません。

　遺伝子解析技術、遺伝子改変技術は、さまざまな倫理的問題を生じさせます。たとえば着床前スクリーニング検査です。重篤な遺伝性疾患の子どもが生まれることを回避することができますが、そもそも、そのように「出生を回避すること」は倫理的に妥当でしょうか。染色体異常であるダウン症の児は、それだけで重篤な遺伝性疾患を有するといえるのでしょうか。ダウン症であっても、日常生活を十分に営むことのできる人はたくさんいます。ダウン症であるというだけで、生まれる価値がなくなるのでしょうか。遺伝子改変に関しても、同じような障害者差別の問題が生じます。しかしそれよりも先に、遺伝子改変技術の安全性を担保することが重要となります。CRISPR/Cas9 を使用した遺伝子改変を人間に対して行うことが現実となったと想定してください。本人だけではなく、子や孫の世代にも未知の影響を与えるかもしれません。遺伝子改変がどのような長期的影響を有するのか、評価することは大変困難です。

【テーマ3】 生殖補助医療

　現在、不妊に悩む多くのカップルが生殖補助医療を利用しています。一口に生殖補助医療といっても、排卵にあわせて性生活を行うようにするというタイミング法の指導から始まりさまざまですが、体外受精で子どもをもうける人が増えています。体外受精とは、母親の卵子と父親の精子を体外で人工的に受精させる方法です。日本産科婦人科学会によると2015年には約5万人の子どもが体外受精で生まれました。全出生数と比べると、20人に1人の子どもが体外受精により誕生したことになります。

　人工授精や体外受精の技術を用いれば、夫婦間でなくても子どもをもうけることが可能です。たとえば、無精子症の夫と妻が子どもを望んでいるとします。そのときは、第三者に精子を提供してもらい、妻の子宮に注入することで妊娠できます。こうした人工授精を非配偶者間人工授精と呼びます。体外受精を使うとさらに、卵子に問題がある妻の妊娠が可能となります。第三者から卵子の提供を受け、体外受精を行い、受精卵を母親（妻）に移植することで子をもうけることもあります。こうした体外受精を提供型体外受精といいます。日本にはこうした生殖補助技術を規制する法的枠組みはまだありません。日本産科婦人科学会において、慎重に議論がなされ、ガイドラインによる規制の方針が示されています。というのも、こうした技術は親子の関係を劇的に変える可能性のある技術だからです。生んで育ててくれた親のほかに、遺伝的なつながりをもつ親がいることになります。

　倫理的問題としてとくに議論されているのが、子どもの出自を知る権利です。非配偶者間人工授精の場合、多くの精子提供男性は匿名を望むといわれ

ます。しかし、生まれてきた子どもは、自分の出自を知りたいと欲し、それが達成できないときにはアイデンティティに悩むおそれもあるのです。また子どもの健康管理という観点からも、たとえば将来太りやすい体質で糖尿病に注意したほうがよいとか、遺伝的なつながりをもつ親の健康情報は有益です。そうした本来であれば子どもが自然ともつ権利が、非配偶者間人工授精の際には減じられる可能性があるということで、「子の福祉」という観点から非配偶者間人工授精に問題提起がなされています。

　現在、生殖補助医療は人工授精や体外受精だけではなく、妊娠を第三者の女性に依頼する代理出産の問題、また、iPS細胞を利用した精子や卵子の作成とその生殖補助医療への応用など、急速な技術の発展に伴い、緊急の倫理的検討が必要とされている分野なのです。

Box 3　生殖補助医療の問いの例
規範　・子どもの出自を知る権利はどこまで認められるのか？
　　　・生殖補助医療に法規制は必要なのか？
記述　・外国人が日本において生殖補助医療を受ける際、どのようなことに困難を感じているか？
　　　・生殖補助医療に関する日本、アメリカ、ヨーロッパの規制にはなにか違いがあるか？

2-2-2　人生にわたって（少年期・成年期・壮年期）

　生命倫理の問題の多くは人が生まれる前後、また、死ぬ前後に集中しています。そうした人生の両端の間に、私たちの人生の主要な部分があるわけです。少年期、成年期、壮年期と歳をとるにしたがって、ここでも実に多くの生命倫理上の問題に直面します。たとえば、子どもの貧困、養子縁組、思春期と性、性的マイノリティ、精神疾患、摂食障害、臓器移植、生活習慣病、再生医療など、それぞれに倫理的問題を検討することができるでしょう。ここでは、そのなかからテーマ4として生体からの臓器移植、テーマ5としてエンハンスメントをピックアップします。

【テーマ4】臓器移植

　臓器移植とは、病気やけがによって臓器の機能が低下したとき、ほかの人

から臓器をもらい受け、移植する医療技術です。臓器は、心臓停止後の死体、脳死判定後の脳死体、および生きている人（生体）から提供されます。脳死体からの臓器移植はテーマ６で扱いますので、ここでは、生体から提供される臓器移植について考えてみます。献血からの輸血も広く考えれば生体からの臓器移植ですが、典型的な生体からの臓器移植は腎臓と肝臓です。腎臓は血液から老廃物を取り除く重要な臓器です。腎臓の病気が進行し、腎不全の状態になった患者は、人工透析を行うなどの治療・療養法はありますが、決定的な解決にはなりません。そこで腎移植が考えられます。腎臓は１人に２つずつあるので、提供者（ドナー）は１つの腎臓を提供することが可能です。また、肝臓は１人に１つしかありませんが、半分を切って提供しても次第に元どおりの大きさに戻りますので、提供が可能です。

　日本では、そもそも生体臓器移植を規制する法律そのものはありません。脳死体からの移植について定められている臓器移植法のなかに、臓器売買の禁止の条項がありますが、それが生体臓器移植にも適用される程度です。その他は、「臓器の移植に関する法律」の運用に関する指針（ガイドライン）、および、日本移植学会が制定している倫理指針に沿って実施されています。日本移植学会はドナーの条件として、未成年者ではないこと、原則的に親族（６親等内の血族、配偶者と３親等内の姻族）であること、適切なインフォームド・コンセントが得られていることなど、合計８項目を挙げています。生体臓器移植のドナーは、健康であるにもかかわらず、被提供者（レシピエント）のために身体にメスを入れられる人です。提供は完全にドナーの善意に基づかなければならず、少しでも強制が働いてはならないのです。

　しかし、2006 年、かねてからの危惧が現実化してしまいました。愛媛県の宇和島市で、借金のかたに腎臓を提供するという事件が起こったのです。これは日本で初めての臓器売買事件となりました。問題の核心は、社会的により弱い立場に置かれた人がドナーとなり、なんらかの見返りや人間関係上の強制が働いて臓器提供が行われるというところにあります。この問題は生体臓器移植という医療技術の構造上の問題点であり、根深いものです。たとえば、音信不通だったきょうだいから突然連絡が来て、急性の重い肝炎にかかってしまった、そして移植以外に生き残る術はないという。私が、結局は

自分の肝臓の一部を提供すると決めるにせよ、その意思決定に強制の側面がないとはどうしてもいい切れません。暗黙の強制をどこまで抑制できるのか、これが生体臓器移植に伴う問題の要点となるのです。また、必ずしも臓器売買が規制されていない国にでかけ、経済格差を背景に、現地の貧しい人から腎臓を提供してもらうといった国際的な臓器売買は、あとを絶ちません。これはグローバルな生命倫理の問題を提起しているのです。

Box 4　臓器移植の問いの例

規範　・友人からの生体腎移植は許容されるか？

　　　・腎臓を売ることはなぜいけないのか？

記述　・生体肝移植ドナーの意思決定に影響する因子はなにか？

　　　・東南アジア各国において移植ツーリズムに関する政策に差異はあるか？

【テーマ５】エンハンスメント

　病気やけがをした患者さんを治療し、もとの健康な状態に戻すこと、これが医療の基礎となる大目標です。しかし、治療に使用される薬剤や医療機器を、健康な人に対して用いることも可能です。さて、そのとき、健康な人はなにを目的として医療技術を用いるのでしょうか。それは、能力の増強が目的です。より強靭（きょうじん）な肉体をつくったり、より快活な性格になることを目指し、医療技術を用いることが考えられるのです。このように、健康な人が、治療を目的とせず、自然に有する能力をいま以上に高めることを目的として薬剤や医療機器を用いることを、エンハンスメントと呼びます。

　エンハンスメントには、身体的エンハンスメント、認知的エンハンスメント、情緒的エンハンスメントがあります。身体的エンハンスメントの典型は、より自分の望む顔貌に変化させる美容整形手術です。筋肉増強剤を使用して筋力をアップさせることなども身体的エンハンスメントに含まれます。オリンピックなどの競技会で、指定された薬物を用いてこれをやることはドーピングとして禁止されています。認知的エンハンスメントとしては、たとえば受験勉強のために集中力アップを目的とした覚醒作用のある薬剤を服用することなどが考えられます。情緒的エンハンスメントとは、一般的には、円滑

な対人コミュニケーションを助けるようなエンハンスメントのことをいいます。私たちの社会では、鬱屈した性格より、明朗な性格が好まれます。より快活明朗な性格になることができたら、社会的に成功する確率も高くなるでしょう。そこで、気分を高揚させる薬剤を服用することで、対人コミュニケーションをより円滑にしようというエンハンスメントが考えられるわけです。

　エンハンスメントには安全性の懸念に加えて倫理的懸念が指摘されています。安全性の問題としては、とりわけ長期的な安全性が問題となります。副作用が穏やかな薬物ほど、エンハンスメント目的での使用に適しているわけですが、長期的な服用が心身に与える影響は定かではないかもしれません。2つめ以下は倫理的な懸念で、まずは公平性の問題です。エンハンスメントを利用することができる人のみが社会的に強者となり、さらに高度な医療技術を利用することが可能となるという仕方で、社会格差が増大するおそれがあります。3つめは、自己決定の問題です。エンハンスメントを許容したとき、だれもがエンハンスメントを行う社会が出現するかもしれません。そうしたエンハンスメント社会においては、もはやエンハンスメントをしない自由というのは存在しません。エンハンスメントをしないという選択肢は、不利益と競争からの落伍に直結してしまうからです。4つめは、医療化の問題です。エンハンスメント社会においては、エンハンスメントをすることが「標準」となります。すると、エンハンスメントをしない状態は「病気」となり、治療の対象となります。結果として、エンハンスメントが治療に組み入れられてしまう、医療化が起こります。最後、5つめは、人間性の問題です。私たちの社会は、努力して困難な課題に打ち克つことに価値を見出します。エンハンスメントを容認することは、このような私たちの人間性のあり方をつくり変えてしまう可能性があるのです。

Box 5	エンハンスメントの問いの例

規範　・認知的エンハンスメントは許されるか？
　　　・治療とエンハンスメントの差異はなにか？
記述　・情緒的エンハンスメントを一般市民は許容しているか？
　　　・オリンピックにおいて、ドーピングはどのようにして規制され
　　　　るに至ったか？

2-2-3　人が死ぬまで

　身近な人が死ぬことほど、悲しいことはありません。しかしそれを私たち
はみな経験します。また、だれもがいずれは経験し、そして生きている人の
だれもが経験したことのないのが自分の死です。自分の死は悲しくはないで
すが、身近の人の死とはまた異なった切迫感があります。人の死にまつわる
生命倫理の問題は、本当にたくさんあります。たとえば、小児の看取り、自
殺、安楽死と尊厳死、終末期医療、心肺蘇生に関する事前指示、脳死臓器移
植、献体、グリーフケア（死別の悲しみへのケア）などを挙げることができ
ます。ここでは、そのなかからテーマ6として脳死臓器移植、テーマ7とし
て安楽死をピックアップします。

【テーマ6】脳死臓器移植

　日本において脳死とは、脳幹を含む全脳の不可逆的な機能停止の状態と定
義されます。1997年に「臓器の移植に関する法律」（2009年改定）が制定さ
れ、脳死判定を経た後に臓器移植のための臓器提供がなされる場合には、脳
死を人の死とすることが認められました。これにより、日本でも脳死体から
の臓器移植が可能となったのです。生体臓器移植には、テーマ3で述べたよ
うな、臓器提供の暗黙の強制という問題がどうしてもつきまといます。その
点、脳死体からの臓器提供においては、そうした強制や、あるいは臓器売買
といった問題が生じる危険性が減じています。国際的な議論では、生体臓器
移植は緊急避難的で過渡的な医療であり、本来であれば、脳死臓器移植の件
数を増やすことが望ましいという意見が多くみられます。

　「臓器の移植に関する法律」が制定されたとき、「脳死は人の死か」をめぐ

って大論争が繰り広げられました。伝統的には、人の死は3兆候死と呼ばれ、心拍の停止、自発呼吸の停止、瞳孔の散大によって判断されます。また、死を判断するのは医師であり、医師の責任において死が宣告されます。脳死体は、呼吸を司る脳幹の機能を含め、すべての脳の機能が停止しているので、その時点で瞳孔は散大しており、通常はすぐに心停止に至ります。しかし、人工呼吸器などを使用し、延命措置を施せば、心臓や脳以外の臓器をはたらかせることが可能です。これは、医療技術の発展によって、それまでは存在しなかった人間の新たな状態が出現したことを意味します。脳死の判定は、深昏睡、瞳孔散大、脳幹反射（対光反射、角膜反射、毛様体脊髄反射、眼球頭反射、前庭反射、咽頭反射、咳嗽反射）の消失、脳波の平坦、自発呼吸の消失、これら5つの基準を満たすことを6時間の間をあけて2回確認します。2回目の脳死判定時が、死亡時刻となるのです。しかし、脳死体では、心臓はまだ動いています。そして、体温もあり、温かいのです。私たちは、直観的に、その人が死んでいるとは受け入れがたいかもしれません。しかし、脳死状態の人の意識が戻ることはなく、不可逆的に、心停止と、それに続く肉体の崩壊へと向かっているとされてます。私たちの身内がこのような状態に陥ってしまったとき、おそらく、頭ではもう戻ってこないのだと理解するでしょう。しかし、それを心で納得することはまた別の問題かもしれません。脳死臓器移植に必要な、脳死を人の死と認めることには、こうした心の葛藤が存在するのです。

　2009年、「臓器の移植に関する法律」が改定され、それまでは認められていなかった15歳未満のドナーによる脳死移植が可能となりました。それまで日本の小児が心臓移植を受けるためには、海外に渡航し、現地の脳死ドナーから臓器提供を受ける必要がありましたが、日本国内で移植を受けることができるようになったのです。海外においても臓器は貴重な医療資源とみなされることから、海外渡航をしての臓器移植には批判が集まっていました。また、2009年までは、脳死臓器移植のドナーとなるためには本人の意思表示が必須でしたが、本人が提供拒否の意思を示していないかぎりにおいて家族の同意で臓器提供が認められるようになりました。こうした改正の背景としては、脳死臓器移植が社会に受け入れられてきたということが挙げられま

す。先ほどの話を継げば、頭では理解できる脳死という状況を心でも納得することができ始めたのかもしれません。この改正により、脳死臓器移植は爆発的に進展するであろうと予測されました。しかしながら、実は、脳死臓器移植はそこまで増えていないというのが現状です。その理由はまだ必ずしもはっきりとはしていません。

Box 6　脳死臓器移植の問いの例

規範　・小児からの脳死臓器移植の倫理的問題点はなにか？
　　　・家族の同意のみで行われる脳死臓器移植は倫理的に妥当か？
記述　・日本臓器移植ネットワークはどのような事業を行っているのか？
　　　・日本における脳死臓器移植数の推移はどのようになっているか？

【テーマ7】安楽死

　広義の安楽死とは、死が目前に迫り、これ以上の病状の回復は見込めないという状況、すなわち終末期において、治療を中止したり、差し控えたりして無理な延命措置を行わないこと（尊厳死）、また、薬物を投与するなどして患者を死に至らしめること（狭義の安楽死）を指します。通常、積極的・消極的・間接的安楽死の軸と、自発的・非自発的安楽死の軸で整理します。

　積極的安楽死とは、医師が薬剤を注射するなどして、終末期の患者が死に至ることをいいます。また、医師が致死薬を処方し、患者がそれを使用して死ぬことは医師による自殺幇助（ほうじょ）と呼ばれます。このどちらも、現在の日本の法律では認められておらず、殺人罪、あるいは自殺関与・同意殺人罪の対象となる行為です。また消極的安楽死とは、すでに実施している延命治療を中止したり、延命治療を行う前にそれを差し控えたりすることで、結果として患者の死期が早まることをいいます。延命治療の差し控えは問題ないけれど、延命治療の中止は問題があり、一度つけた人工呼吸器を取り外すことはできない、というのは必ずしも正しい言説ではありません。治療の中止も、差し控えも、倫理的には同等なのです。間接的安楽死とは、苦痛の緩和を目的として行われる薬物治療により、まれに副次的に死期が早まることを指します。

末期のがんの患者が痛みで苦しむとき、痛みを感じなくするために意識レベルを下げる薬剤を投与する場合がありますが、死を迎えることを承知で眠りに入るのだとすれば、それは間接的安楽死といえるのかもしれません。

　これに対して、もう1つの自発的・非自発的安楽死という軸では、安楽死について患者の同意があるかどうかがポイントになります。患者が意思を表明できれば、もちろんその意思が最優先されます。難しいのは、終末期を迎えた患者の多くが、意思をすでに表明できない状態にあるということです。

　現在のところ、日本では医師による自殺幇助を含め、積極的安楽死は認められていません。また、間接的安楽死は苦痛の緩和を目的としたものであり、患者を死に至らしめることを目的としたものではないので規制の対象にはなりません。そのかわり、日本で盛んに議論されるのは、消極的安楽死です。2007年に厚生労働省がだした「終末期医療の決定プロセスに関するガイドライン」で治療の中止と差し控えに関する要件として挙げられているのは、患者本人の意思が最重要であること、もし、患者本人の意思が不明の場合はその意思をできるかぎり推定すること、終末期医療については多専門職種の医療・ケアチームの協議により慎重に判断がなされることなどです。

　終末期医療は、大変困難な倫理的ジレンマを生じさせます。すでに意思決定することができない終末期の患者は多いのです。また、現代では、身寄りがなく、それまで有していた価値観を周囲が推し量ることもできないような終末期の患者も一定数います。意識があれば、周囲は「どうしてほしいの」と患者に問いかけるでしょう。患者が苦しい延命治療を望んでいない場合、その意思に反して延命治療を施すことは理不尽です。同時に、患者が延命治療を望む場合、延命治療を施さないことは理不尽です。しかし、患者が意思決定できない場合、本人がなにを望んでいるのか、知る術がありません。そのため家族も、医療者も深く悩むことになります。こうした事態を回避するために、最近ではアドバンス・ケア・プランニングといい、事前の治療方針に関する意思表明ならびに医療者との情報共有が必要だと主張されます。しかしながら、こうしたアドバンス・ケア・プランニングの試みは遅々として進まないままです。

```
┌─────────────────────────────────────────────────────────┐
│ Box 7   安楽死の問いの例                                        │
│   規範   ・治療の中止と治療の差し控えは、倫理的にどのように異なる          │
│          か？                                                │
│         ・間接的安楽死は許されるか？                             │
│   記述   ・安楽死に関する法律は、国ごとにどのような差異があるか？        │
│         ・日本における積極的安楽死の事案はどのような経過をたどった      │
│          か？                                                │
└─────────────────────────────────────────────────────────┘
```

2-3　社会に暮らす多くの人に着目する ── 公衆衛生の倫理

　生命倫理の問題は、私たち個人の人生に関わるものばかりではありません。社会全体にかかわる生命倫理もあります。そのとき、キーになるのが公衆衛生です。公衆衛生は英語の public health の訳語ですが、もしかしたら英語のままのほうが直観的にわかるかもしれません。公衆衛生とは、社会に暮らす私たち全員の健康を社会全体の取り組みとして向上させ、私たちの幸福を増進しようとする取り組みです。公衆衛生には、上下水道の整備、公衆トイレ、ゴミ問題への対処、感染症対策、タバコ対策などさまざまな取り組みが含まれます。ここではそのなかからテーマ 8 としてタバコの規制、テーマ 9 としてワクチン接種について取り上げます。

【テーマ 8】タバコの規制

　喫煙が肺がん、食道がん、口腔がん、胃がん、喉頭・咽頭がん、肝臓がん、子宮頸（けい）がんなどのがん、虚血性心疾患や脳梗塞（こうそく）などの心血管系の病気の原因となるということは、ほぼ確かなことと考えられています。国立がん研究センターの調査によると、喫煙者の死亡率は、がん（男性 1.6 倍、女性 1.8 倍）、心血管系の疾患（男性 1.4 倍、女性 2.7 倍）、その他の死因（男性 1.6 倍、女性 1.4 倍）のいずれでも高くなっていました。世界保健機関（WHO）の推計によると、日本において喫煙が原因となって死亡する人は年間 12 万人、自らは喫煙しなくても受動喫煙によって死亡する人は 1 万 5000 人に上ります。喫煙率は年々減少傾向にあり、2014 年の調べでは 19.3%、性別では、男性 32.2%、女性 8.2% となっています。2017 年には、厚生労働省が、受動喫煙防止

を目的としてレストランや居酒屋などに原則禁煙を求める受動喫煙対策を強化する法案を検討しました。世間の風潮はタバコに対する規制を是とする方向に傾いていると思われます。しかしながらそれに反して、喫煙することの権利を擁護する意見もみられます。

　喫煙を擁護する側の意見に耳を傾けてみましょう。喫煙を一律に禁止することは、市民の自由の抑制だという意見が聞かれます。一律の喫煙防止政策は、自由な社会の原則に反するというわけです。自由な社会の基本的原則として他者危害原則を挙げることができます。他者危害原則とは、他者に危害を加えないかぎりにおいて、人は自由に行為することができるというものです。レストランにしても居酒屋にしても、完全に分煙ができれば他者危害原則を侵さずに喫煙可能であると思われます。また、店先に「喫煙可」とさえ表示されていれば、受動喫煙を望まない人はその店に入らない自由を有するわけですから、他者に危害を与えずにすむように思われます。他方、喫煙は文化であるという意見も耳にします。居酒屋や喫茶店で、もの思いにふけりながらタバコをくゆらすのは豊かな時間の使い方であり、文化であるといいます。

　では反対に、喫煙の規制に賛成する意見に耳を傾けてみましょう。聞こえてくるのはこんな声です。

　　　喫煙が身体に悪いのはわかっている。身体に悪いことを進んで行うのは不合理である。喫煙をする人はなんらかの理由で不合理な意思決定をしてしまうような人たちである。したがって、その不合理を正してあげなければならない。

　こうした主張はパターナリズムと呼ばれます。パターナリズムは「父権主義」などとも訳されますが、まるで父親が子どもを保護するようなしかたで、子どもの意図や意見などはおかまいなしに、父親が正しいと信じる価値を子どもに強要することです。こうしたパターナリズムを、私たちはしばしば口にしてしまいがちなのですが、個人の自由が重んじられる社会においてこれを倫理的に正当化することはかなり大変なことです。

　そこで、喫煙規制に賛成する者は、通常は、他者危害原則を拡張する戦略

を採ります。レストランでの受動喫煙防止を例に考えてみましょう。もし万が一、店内での喫煙を可能としたら、だれが一番不幸な状態に陥るのかを考えてみるのです。それは喫煙を認めている店主でもなく、喫煙している客でもありません。おそらく、そこで働いている、あるいはそこで働かざるをえない、自らは喫煙をしない従業員がもっとも不運です。この不運は、他者危害原則に則って是正されなければならないと、このように喫煙規制賛成派は論じるのです。

　さて、みなさんは、受動喫煙防止を目的とした屋内完全禁煙に賛成でしょうか、それとも、反対でしょうか。受動喫煙防止政策には、市民の健康増進と、市民の自由が相克するという、公衆衛生の一番の難しさがにじみでてしまっているのです。

Box 8　タバコの規制の問いの例

規範　・屋内全面禁煙は倫理的に妥当か？

　　　・プライベートな空間での喫煙も禁止すべきか？

記述　・歩きタバコによってどのような被害が生じているか？

　　　・受動喫煙防止政策は各党派によってどのように異なるか？

【テーマ9】ワクチン接種

　第二次世界大戦後、抗生剤が出回るようになり、それまで人類を苦しめていた感染症は激減しました。うって変わって、がん、心筋梗塞や脳梗塞といった循環器系疾患を含む生活習慣病が新たに人を苦しめる最たるものとなりました。しかし、近年になり、HIVやエボラ出血熱といった新型感染症がでてきたことで、感染症は再び恐ろしいものとして注目を集めています。私たちは、次々と現れる新たな感染症と、それに対処するワクチンをつくるというイタチごっこのルーティンに組み入れられてしまっています。また、結核、マラリアなど一度制圧したはずの感染症が再び猛威を振るうようになりました。こうした感染症を再興感染症と呼びます。

　感染症でもっとも身近で、もっとも注意しなければならないものの1つが、インフルエンザです。インフルエンザは冬になると流行する季節性のものがよく知られていますが、怖いのはいきなりやってくる新型インフルエンザで

す。季節性のインフルエンザと比べて、新型のインフルエンザは、人が免疫を獲得していないことから、爆発的に、そして重篤なしかたで広まりうるということが指摘されています。

　新型インフルエンザ対策の倫理に目を向けると、ワクチン接種の優先順位という問題を指摘することができます。新型インフルエンザには、既存のワクチンは用をなしません。流行してから、それに応じてワクチンを生産するのですが、必然的にワクチンの生産が追いつかないことになり、ワクチン接種に優先順位をつける必要がでてきます。さて、ここでかりに（1）健康成人、（2）高齢者、（3）小児、（4）妊婦、（5）基礎疾患を有する医学的ハイリスク者、（6）インフルエンザ治療に携わる医療従事者、この6つのグループを考えてみましょう。どのグループから、どのような根拠に基づいてワクチンを接種すべきでしょうか。ワクチン接種によって重症化や死亡を可能なかぎり抑えるためには、（5）基礎疾患を有する医学的ハイリスク者がまずは優先されるでしょう。次いで（2）高齢者も優先されるはずです。その一方で、国の将来を守ることに価値を置くならば（3）小児や（4）妊婦が比較的優先されるべきです。また、社会の機能を維持することに注力するならば、（6）インフルエンザ治療に携わる医療従事者がまずもって優先されるでしょうし、また、ほかの基準に比べれば、（1）健康成人の優先度は高めになるかもしれません。

　このように、どのような価値を社会として実現するかによって、公衆衛生政策は変化するのです。

Box 9　ワクチン接種の問いの例

規範　・ワクチン接種の強制化は倫理的に妥当か？
　　　・政治家はワクチンを優先的に使用してよいのか？
記述　・新型インフルエンザの流行時における日本の対応はどのようなものか？
　　　・日本における感染症対策にはどのような歴史があるか？

2-4 未来の人類に着目する —— 医学・生命科学研究の倫理

　さて、ここからは少し視点を未来に移しましょう。いま生きている私たちと、将来生まれてくる人たちの間の倫理を問題にしたいと思います。それを大きくとらえると、環境問題、世代間格差、社会保障、少子化問題、発展途上国における人口増加、食糧危機といった問題も考えなければなりません。しかしここでは医学・生命科学研究に焦点を絞ります。医学・生命科学研究は、将来生まれてくる人たちが享受する医療をつくりだす営みです。テーマ10として医学・生命科学研究と人間の自由、テーマ11として医学・生命科学研究と正義の問題を取り上げます。

【テーマ10】医学・生命科学研究と人間の自由

　1950年代といえば、まだ戦争後の混乱も間もないころです。新潟県で、ある人体実験事件が起きました。統合失調症などの精神疾患患者に対して、おそらく本人の同意を取らず、そして家族・保護者からの同意を取らずに、ツツガムシ病という伝染病にわざと感染させて高熱をださせ、そして当時開発中であった抗生剤を用いて解熱したというものです。実験を行った研究者は、精神疾患に対する発熱療法だと主張しました。発熱療法とは、高熱をださせることでその熱によって精神疾患を治癒しようというものですが、本当にそれが目的だったのかは疑問で、むしろ精神疾患患者を実験台に抗生剤の効き目を確かめるのが目的だったのではと疑われた事案です。この事案は、日本弁護士連合会によって指摘され、国会の委員会でも審議されました。

　そもそも、病院とは患者が診察・治療を受けるために来て、それに医療者が応えるものです。すべての医療行為は患者のためになされます。しかし、いざ医学研究となると話ががらっと変わってきます。医学研究の場合、それにかかわる患者は治療を受ける者ではなく、研究対象とされる人間となります。医学研究は人体についての新しい知識を獲得し、病気の新しい治療法を見つけることで、未来の人類の幸福に寄与しようというものです。診察・治療と医学研究は、同じ病院という環境で行われることが多いのですが、その目的はまったく異なった方向を向いているということに留意する必要があります。ツツガムシ病の事案もそうですが、診察・治療と医学研究が混同され

てしまうということは、これまで何度も起きてきました。当初の計画だと、通常の診察・治療にちょっとだけ付け加わるはずの医学研究が、みるみるうちに肥大化して、もとの診察・治療を歪めていくという構造は、現在の医学研究においても大本において変化していないのではないでしょうか。

　医学研究を規制する枠組みには、国際的なものと国内限定のものとがあります。国際的なものの代表格として挙げることができるのは、世界医師会の「ヘルシンキ宣言」、国際医科学団体協議会（CIOMS）がWHOと連携してつくったいわゆる「CIOMS指針」などです。日本では行政が提示したガイドラインがあり、研究領域ごとにさまざまですが、包括的なものだと「人を対象とした医学系研究に関する倫理指針」があります。いずれのルールにも、医学研究を実施する前には第三者の目で研究の倫理的妥当性について審査されなければならないということ、また、医学研究は診察・治療とは異なり、必ずしも患者本人の益になることは保証できないので、インフォームド・コンセントのプロセスが非常に重要であることが含まれます。研究の審査、インフォームド・コンセントという仕組みにより、医学研究に参加する人間の人権を守るという仕組みが現在では構築されているのです。

Box 10　医学・生命科学研究と人間の自由の問いの例

規範　・医学研究とはなにか？
　　　・どのような医学研究を社会は許容しうるのか？
記述　・戦後、日本で起こった人道上問題のある医学研究にはどのようなものがあるか？
　　　・医学研究を規制する法的枠組みにはどのようなものがあるか？

【テーマ11】医学・生命科学研究と正義

　現代では、次々と新しい薬が開発され、私たちの手元に届くようになりました。この新しい薬の開発には長い年月と莫大な資金を要します。薬が私たちの手元に届けられるまで、いったいどのような過程を経るのでしょうか。

　まず、基礎研究に３年かかります。基礎研究では、そもそもどんな物質が薬の候補になるのかを研究します。天然の素材から成分を抽出したり、化学的に合成するなどして、数多くの物質を候補として挙げます。そのなかから、

将来、薬になる可能性を秘めた物質を選んでいきます。次の段階は非臨床試験です。この段階で使われるのは、まずは細胞です。細胞は人間由来のものも、動物由来のものもありえますが、試験管のなかで扱われます。次に動物です。生体内で、候補となっている物質がどのように働くのかを試験します。マウス、ラット、イヌ、サルなどが試験のために使われます。非臨床試験は5年くらいかかります。最後に、臨床試験です。臨床試験では、薬が人間に使われます。最初は安全性を検証し、次に有効性が評価されます。臨床試験だけでも7年くらいの年月を要します。こうした試験をすべてクリアした物質が新しい薬として認可されるのです。日本では厚生労働省が認可します。

　薬の開発のためには、このように、人間を対象とした実験が行われる必要があります。すでに述べたように、臨床研究は、研究参加者の健康状態の改善のために行われるわけではありません。未来の、多くの人類の健康のために行われるのです。したがって、どのように研究参加者を選抜するのかが厳しく問われなければならないのです。たとえば、健康な成人を対象にしても可能な臨床研究に、より脆弱な小児を参加させることは正義にかなっているとはいえません。また、同じく、判断能力に低下のみられる精神疾患患者に研究参加してもらう際にも、それが本当に当該の精神疾患患者を対象としなければ不可能な研究なのか、十分に吟味する必要があります。また、最近では、薬の開発は国際的な枠組みで実施されています。いまだ小児の栄養状態も十分ではないような貧しい国で臨床研究が行われ、その成果を豊かな国の豊かな人々のみが享受可能であるとしたら、それは正義にかなっているのでしょうか。医学研究の倫理は、国を越え、世代を越えた、グローバルな倫理として検討していかなければならないのです。

Box 11　医学・生命科学研究と正義の問いの例

規範　・動物実験はなぜ許されるのか？
　　　・小児を対象とした医学研究は許容されるか？
記述　・国際的な医学研究の実施に関する WHO の取り組みはどのようなものか？
　　　・医学研究に関する情報開示はどのようなものか？

2-5 おわりに

　1998 年、多種類の細胞に分化することのできる幹細胞として人の ES 細胞
（胚性幹細胞）がつくられました。「胚性」というところからも推測できます
が、これは受精卵を壊してつくられた細胞です。ES 細胞は受精卵を破壊す
ることの倫理という難しい倫理的問題を提起しました。新しい生命科学技術
が生みだされると、それに応じて新しい生命倫理の問題が生じてくるのです。
その生命科学技術も多岐にわたります。生命倫理は、幅広く、活発な領域で
す。この章で取り上げることができた生命倫理のトピックはごく一部にすぎ
ません。それをふまえ、新聞などで情報収集をしつつ、本章の Box も参考に
してレポートのテーマを選んでください。

（中澤栄輔）

3 | 生命倫理学の論文を書くための ポイント

3-1 「自由に書け」とはいうけれど……

　大学の生命倫理学の授業では、しばしば「〜について自由に書きなさい」というレポート課題が出されます。この「自由に」という言葉を鵜呑みにして、本当に自由気ままに書いてしまうと、後で成績を見てがっかりすることになります。「自由に書けっていうから、自由に書いたのに」と不満を覚える人がいたとしても、無理もありません。生命倫理の論文を「自己流で書く」のではなく、「自由に書く」にはどうしたらよいのかは、教わらないとわからないからです。

　授業で課されるレポート課題は、論文の一種です。論文は、大学入試の小論文とは違います。入試の小論文は、高校までに身につけた学力を評価するためのものですが、大学での論文は大学入学後の学びの成果を問うものです。大学は学問的な研究に基づく教育を行う場なので、レポート課題にも自己流ではなく、研究論文の基本的な約束事をおさえることが求められます。根拠のない思いつきをいくら主張しても、論文としては評価されません。評価されるのは、集められた資料や証拠から合理的に導き出される結論だけです。そのためしっかりした論文を書くことは、資料や証拠を批判的に読み解き、思考を論理的に組み立てるトレーニングになります。目の前の情報を批判的に分析して、自分なりの筋道の通った文章を書く能力がつくと、言動に説得力が生まれ、社会人として活躍するとき大いに役に立ちます。もちろん専門家や研究者を目指す人であれば、論理的に文章を書く力が必要であることはいうまでもありません。

ではあらためて、生命倫理学の論文で「自由に書く」というのはどういうことなのでしょうか。『論文の教室』という、論文の書き方に関する優れた入門書があります。大学生の「作文ヘタ夫くん」と先生の掛け合いが楽しく、内容も高度で、大変多くの学生に読まれています。この本で著者の戸田山和久は、「〜について自由に書きなさい」という形の課題にいかに答えるかということについて、以下のように述べています。

> 　　動物に権利を認めるべきか否かについて自由に書け、という課題を例にとるとすると、この「自由」が意味しているのは、まず、キミの結論は「認めるべき」でも「認めるべきでない」でもどっちでもいいよ、ということだな。(戸田山和久（2012）『新版 論文の教室』NHK 出版、49 頁)

　つまり結論は自由なのですが、その結論へと至る道筋、方法については「なんでもあり」というわけではないということです。論文を「自由」に書けるようになるためには、まず、結論へと至る筋道や方法について知る必要があるでしょう。つまり、論文というものがどのような構造をしているのか、ということです。次節では、いくつかのポイントについて解説しながら、この構造について説明していきます。よい論文を書くには、論文の構造を知る必要があります。したがって、以下では論文をどう書くか、という観点から説明していきます。

3-2　論文の骨格を知る

　本節では、論文を書くにあたって、ごくごく基本的におさえておいてほしい3つのポイントについてみていきます。

ポイント1　どんな問いを立てるのかを考える
　生命倫理学をテーマに論文を書くために、最初にあなたが考えるべきことはなんでしょうか。それは、なにを問うのかです。大学で行われる研究という営みは、すべて、問いを立てて答えを出す行為です。これは経済学でも、社会学でも、物理学でも、生物学でも、もちろん、生命倫理学でも同じです。

ですので、論文を書くときも、まずはどんな問いを立てて、答えていくかを考えましょう。

　読むプロセスを楽しむ推理小説や随筆では、「ネタバレ」は禁物です。しかし論文では、最初に目的をはっきりと示す必要があります。この論文でなにを明らかにするのか、どんな問題について答えを見つけようとしているのか、その問い、すなわちリサーチ・クエスチョンを意識的に明示するようにします。「どんな問いを立てるのか」は、「どこをゴールにするのか」を意味します。ゴールが見えていれば、きちんとそこにたどり着いているかを、論文を評価する側も見定めやすくなります。

　たとえば、「〜について読んで、その内容をまとめ、あなたが関心をもった問いを1つ取り上げて自由に論じなさい」といった課題が出た場合、どこから手をつけたらよいのでしょうか。このように、自分で答えるべき問いを設定するときに気をつけてほしいことを、さらに3つ挙げましょう。

ポイント 1.1　興味深い問いを立てる

　よい研究が満たすべき基準として、FINER（ファイナー）と呼ばれるものがあります。これは、Feasible（実行可能）、Interesting（興味深い）、Novel（新しい）、Ethical（倫理的）、Relevant（重要性）の5つの要素の頭文字をとったものです。学生の論文において、このすべてを満たす必要はありませんが、できればこの中でFとIは意識してほしいところです。ここでは、まずIを説明しておきます。これは「できるだけ興味深い問いを立てる」ことを意味します。「自由に問いを立てる」といっても、たとえば「私が毎朝食べるパンは何枚か」というような問いを立てられても困ります。また、答えがはなからわかり切っている問いも、答えを導く意味がありませんから、よい論文にはなりません。

ポイント 1.2　答えられる問いを立てる

　次にF、すなわち「答えられる問いを立てる」ということです。たとえば、「神は存在するか？」のような問いを立てても、おいそれと答えは出ません。あるいは、数学の講義の課題で未解決問題に答えたりはしないですよね。論文では、自分が答えることができる範囲の問題に限定して問いを立てるようにしましょう。たとえば、「〜のテキストで論じられている選択的人工妊娠

中絶の是非について、その議論の妥当性を検討する」くらいであれば、授業の課題でも手が出る範囲かと思います。このあたり、どのような問いが答えることができるのか、ということについては、第Ⅱ部の各章でも論じられていますので、参考にしてみてください。

ポイント1.3　生命倫理学の枠のなかにおさまる問いを立てる

　最後に、それが生命倫理学の授業の課題である以上は、生命倫理学の枠内におさまる問いを立ててください。たしかに、生命倫理学は学際的で比較的射程の広い学問分野です。しかし、「どうやったらおいしいカレーがつくれるか」は論外としても、「後期シェイクスピアの英語表現について」や、「環境中のダイオキシン濃度がワニの生殖に与える影響について」では、生命倫理学の問いになりません。第1章でも説明した通り、生命倫理学とは「生命をめぐる倫理的な問題についての学際的な研究分野」ですので、この枠内におさまる問いを立てましょう。たとえば、上の問いを生命倫理学の問いにあえて引きつけるとすれば、表3-1のようになるでしょう。

　これも第1章で述べたように、倫理とは「どうあるべきか」「どうするべきか」を問うものであり、このような問いについて学問的に取り組むのが生命倫理学である以上、生命倫理学の問いも少なからず「どうあるべきか」「どうするべきか」を問うものである必要があります。実際に「どうあるべきか」「どうするべきか」に関する自分の主張の妥当性を検討するのが第9章で説明する哲学・倫理学の方法で検討される生命倫理学の問いです（例：中絶の実施は正当化されるべきか）。さらには、「どうあるべきか」「どうするべきか」について社会や一部の人の考え方などを調べたり（第6章）、「どうあるべきか」「どうするべきか」についての考え方や制度の変遷を調べたり（第7章）、「どうあるべきか」「どうするべきか」について法がどのように対応すべきかについて調べる（第8章）ことも生命倫理学の範囲に含まれる問いといえるでしょう。

　「生命倫理学の枠内におさまる問い」とはどんなものかわからない、また問いを立てるのがなかなか難しいという人は、第2章でいくつかの生命倫理学上の問題ごとにリサーチ・クエスチョンの例を挙げていますので、これらを参考にすることから始めてみてはいかがでしょうか。

表 3-1 　生命倫理学の枠内におさまるような問いの立て方の例

・どうやったらおいしいカレーがつくれるか?
　→おいしいカレーをつくるために、動物の肉を食べることが許されるべきか?
・後期シェイクスピアの英語表現についての検討
　→シェイクスピアの物語にみられる死生観は、現代といかに異なるか?
・環境中のダイオキシン濃度がワニの生殖に与える影響についての検討
　→ワニの生殖に影響を与えるような化学物質の利用を制限するべきか?

ポイント 2　どのような方法で答えるかを考える

　先ほど、経済学でも生物学でも、問いを立てて答えを出すのが研究という営みだという話をしました。でも、当然ながら経済学は生物学とは別物ですし、もちろん生命倫理学とも違います。なので、生命倫理学の枠におさまる問いに対しては、生命倫理学にふさわしい方法で答えてほしいということになります。つまり、どのような問いを立てるかが決まったら、どのような方法でその問いに答えを出すのかを考える必要があります。

ポイント 2.1　問いにふさわしい答えの出し方を選ぶ

　学際的な生命倫理学には、ただ 1 つの方法論というものはありません。第 1 章でもふれたように、いろいろな学問が混じり合う学際的な学問であることが、生命倫理学の 1 つの特徴だからです。逆にいえば、生命倫理学においては、そこに入り込んできているさまざまな学問の方法をとることができるともいえます。ただし、どのような方法をとることができるか、あるいは、とるべきなのかについては、どのような問いを立てるのかによって変わってきます。この点については、第Ⅱ部の各章で、生命倫理学においてよく用いられるいくつかの問いに対する答えの出し方が詳しく説明されています（12 頁、図 1-1）。

ポイント 2.2　記述倫理学的な問いと規範倫理学的な問いを区別する

　問いの立て方と答えの出し方という点から、気をつけてほしいポイントがもう 1 つあります。それは、「記述倫理学的な問い」と「規範倫理学的な問い」の区別です。第 2 章でもふれましたが、生命倫理学における問いのなかには、「妊娠中絶について、人々の考えは実際にはどうなっているのだろうか?」のような記述倫理学的な問いと、「妊娠中絶は許容されるべきだろう

か？」といった、規範倫理学的な問いがあります。これらは、生命倫理学の問題のなかでも、事実に関する問題について明らかにしようとするのか（＝記述倫理学）、価値に関する問題について明らかにしようとするのか（＝規範倫理学）の違いであるといえます。

　倫理学には「ヒュームの法則」といわれる、有名な法則があります。これによると、事実についての判断から、ただちに価値についての判断を導くことはできません。たとえば、「妊娠中絶について人々がどのように考えているのか」という事実について明らかにすることができたとしても、その事実だけから、ただちに「後期中絶が許容されるべき／されるべきではない」という価値判断を導くことはできないのです。みんなが考えていることが、つねに正しいとは限りませんからね。そのため、事実に関する問題を明らかにする研究の方法と、価値についての問題を明らかにするための研究の方法は異なります。具体的には、第Ⅱ部の第6章〜第8章は主に事実に関する問題について明らかにするための研究方法であり、第9章が価値の問題について明らかにするための研究方法となっています。

ポイント3　必要な要素をもっているのかを考える

　最後に、あなたが書いた論文が「論文」として認められるためには、いくつかの必要な要素があること、その要素をふまえていくつかの約束事を守る必要があるということを知っておいてください。そこには、きちんとタイトルをつけるとか、自分の名前を書くとか、段落をきちんと分けるといった初歩的な事柄も含まれます。このあたりの説明については、いくらでも類書がありますので、それらを参考にしてもらうとして、ここでは3点だけ挙げてみたいと思います。

ポイント3.1　あらためて問いと答えはちゃんとあるか

　繰り返しになりますが、あらためてあなたの論文にはきちんと問いと答えがあるか、確認しましょう。まずはこれがなければ始まりませんので、きちんとリサーチ・クエスチョンを立てて、それに対する答えを自分なりに書いてください。

　その際に、気をつけてほしいのは、立てた問いと答えがきちんと対応して

表 3-2　レポート課題の各構成の役割

序論：	レポートの目的や問い（リサーチ・クエスチョン）を明確にする。加えて、どうしてそれらを問う必要があるのかについて、背景の説明もあるとなおよい。
本論：	立てた問いに答えるために、必要な各論を展開する（関連する議論や研究の調査、それらの問題点や改善点、自分なりのアイディアなど）。論理的なつながりや順序立てに気をつける。
結論：	あらためて、今回のレポートでわかったことや、問いとそれに対する答えについて簡潔にまとめる。可能なら自分の議論の限界点や今後の課題についても記述する。

いるかということです。たとえば、「妊娠中絶の倫理的妥当性について倫理学的に検討する」という問いを立てながら、「妊娠中絶の手術方法の歴史的な経緯は……」と説明して終わるのであれば、問いに答えられていないことになります。どのような問いに、どのような答えが適切なのかについては第II部の各章も参考にしてください。

ポイント 3.2　序論・本論・結論

　問いと答えがなければちゃんとした論文にはなりませんが、これらがあれば、それだけで論文として形を成すというわけではありません。論文には一定の型があります。授業のレポート課題であれば、最低限ふまえるべき構成としては、序論・本論・結論の 3 段構成です。それぞれの役割は表 3-2 の通りです。

　また、大体の目安ですが、全体の長さのバランスは序論 10%、本論 80%、結論 10% くらいが望ましいとされています。

　もう少し本格的に卒業論文や修士論文のレベルを考える場合には、IMRAD（イムラッド）と呼ばれる論文の基本構造を知っておくとよいでしょう。論文には一般的に、Introduction（背景）、Methods（方法）、Results（結果）、and Discussion（考察）の各要素が必要とされます（表 3-3）。IMRAD は自然科学系の論文で用いられるもので、哲学系の論文などではこの体裁をあまりとりません。しかし学際的な学問分野である生命倫理学では、この構造で論文が書かれることもありますので、卒業論文やそれ以上の論文を書く際には、このような論文の構造についても知っておくとよいでしょう。

ポイント 3.3　引用・参照は適切か

　ここまでで、論文の基本的な構造については説明しましたが、もう 1 つ重

表 3-3　論文の各構成の役割

背景：	扱われるリサーチ・クエスチョンを取り上げる理由や、先行研究との関連、および、それらと自分の研究の位置関係について明確にする。
方法：	リサーチ・クエスチョンに対して答えを出すための研究方法について明示する。
結果：	リサーチ・クエスチョンに対して、方法で示した研究方法から導出される結果のみを記述する。
考察：	結果を解釈すると、どのような含意が得られるのか、リサーチ・クエスチョンに対してどのような答えを出すことができるのかについて自分なりの見解を示す。また、その答えが関連する先行研究と比べてどのような位置づけになるのかを明示する。

要な要素があります。それは、引用した文献や参考にした文献の明示です。具体的な方法については第5章に譲りますが、論文を書くにあたって誰かの論文や書籍を参考にした場合には、必ずそのことを明記する必要があります。さもなくば、他人のアイディアや研究成果、表現などを不当にパクったとして、「盗用」という研究不正の一種を犯したことになってしまいます。

3-3　本や論文の内容をまとめる

　ここまで、論文を書くために知っておいてほしいことや、気をつけてほしいことについて説明してきました。詳細な説明は、ほかの章に任せますが、ここでは論文を書くときに役立つあるスキルをご紹介しておきましょう。それは、ほかの人が書いた本や論文のまとめ方、要約のつくり方です。

　本や論文のまとめをつくることは、生命倫理学の論文を書くうえでよりよい見通しを与え、手助けとなることでしょう。実際に、「生命倫理学に関連する書籍や論文を読んで、その内容をまとめて……」といった課題は、生命倫理学の授業でよく出されます。そこで、まず論文や本のまとめをつくる際のチェックポイントについて確認します。そのうえで、まとめを書くための手順について説明していきたいと思います。

☑ チェック1　きちんと読んだ？　あるいは、きちんと読めている？

　教員が論文を採点する場合、一番にみるのは、論文を書いた学生さんが本当にこれらの学術論文や本を読んでいるのか、そして、読んでいたとしてきちんと自分で理解できているかどうかです。文献によっては理解が難しいも

表 3-4　コピペが疑われる論文の特徴

1	文字化けや変なところにスペースが入っている
2	明らかに見覚えのある文章や表現が出ている
3	コピペ元と同じミス（漢字の変換ミス、誤解釈など）をしている
4	学生では使わないような難しい言葉を多用している
5	学生にしては文章や表現が洗練されすぎていたりする、あるいは、学生が書いたものにしてはあまりにもよくできている

のや、日常の言葉遣いや物事の理解とは趣が異なるもの、さらには議論の展開がわかりにくいものもあるでしょう。それらの書かれている内容について論文の書き手である学生さんに誤解や勘違いがないか、というのが最低限の基準になります。この際に、自分の理解に間違いがないかを確かめる1つの方法は、本のあとがきや論文に添付されている抄録（要旨）、あるいは著者以外の人が書いた書評や解説と自分の理解を比べることです。当然、これらの解説や書評が間違っていたり、人によって解釈が分かれたりすることもあります。その場合には、できるだけたくさんの参考文献にあたるようにするというのが、卒業論文や修士論文では必須となる、さらに上のテクニックになります。

　ところで、あとがきや抄録、あるいは他人の書いた解説をみるとよくまとまっているので、そのまま丸写ししたくなるかもしれません。しかし、これは当然許されません。最近ではコピペチェックツールと呼ばれる丸写し、いわゆるコピペ（コピー・アンド・ペースト）を発見するための便利な道具もあります。もっとも、このようなものに頼らずとも教員は大体コピペを見抜くことができます。たとえば、表3-4のような場合にはコピペかもしれないと、とりあえず疑ってみます。とはいえ、表3-4の4や5の場合には、むしろ、非常によくできた論文である可能性もあります。調査の結果コピペではないと判明した場合には、心の中で「ゴメン」しつつ、教員としてはちょっとうれしい気もちになります。なお、コピペの問題については第5章もあわせて読んでおいてください。

☑ チェック2　足りないところはない？

　次にチェックするのは、本や論文のまとめとして書くべきことが欠落していないか、ということです。まず、絶対に欠いてはならないのは、その文献

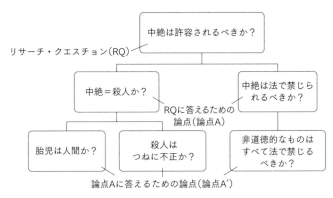

図 3-1　リサーチ・クエスチョンの下位カテゴリーの例

が主として扱っている問いと、それに対する著者の答えです。要は、リサーチ・クエスチョンとそれに対する答えですね。あらゆる研究は贅肉を全部そぎ落としていけば、問いと答えが残るものです。これについてきちんと押さえられていないまとめは、おかか抜きの冷奴ならぬ、豆腐抜きの冷奴のようなものです。

　また、リサーチ・クエスチョンのなかには、大きな問いの答えを確実に導くために、問いをより細かく分割し、下位カテゴリーに分けて答えているものもあります（図3-1）。これらの下位の問いについての議論のポイントを論点と呼びます。1つの文献のなかで複数の論点が扱われている場合に、それらすべてを網羅すべきかどうかは、字数の制限などとの兼ね合いになります。ただし、基本的には最終的な結論に至るのに必ず通らなくてはいけない論点や、その文献の著者の特徴（オリジナリティ）が現れているような論点については、まとめをつくる際におさえておくほうがよいでしょう。

☑チェック3　書きすぎてはいないか？　いらないところまでだらだら書いてないか？

　チェック2までは、どちらかというと論文を書くときに最小限必要とされるポイントでした。ですので、たとえば論文を書くときに、これらのチェックポイントをクリアしていれば、最低限合格点はとれると思います。そのうえで、もうワンランク上のまとめがつくれるようになるためにおさえておいてほしいポイントが、このチェック3になります。チェック2では欠けてい

る要素がないようにと注意しましたが、ではなんでもかんでも書けばいいか
というと、それはそうでもないのです。これは特にまじめで頑張り屋さんの
論文にままみられる傾向なのですが、その文献が扱っているあらゆる論点を
網羅しようとしすぎるあまり、ついつい書きすぎて冗長になる人がいます。
極端な話、文献が扱っている論点をもれなく書こうと思ったら、全文を書き
写すのがいちばん安全な方法になりますが、それではもはや「まとめ」とは
いえません。論文や本を読む時間のない人でも、それを読むことで、だいた
いの内容を理解できるものが、まとめです。そのため、まとめを書く際に気
をつけてほしいのは、その文献で扱われている内容について、趣旨を変えず
にできるかぎり余分をそぎ落として、自分自身の言葉で内容を表現し直すこ
とです。自分の言葉でまとめ直すことで、その文献の内容があなたの頭のな
かでよりよく理解されることにもなります。

　また、本などの場合には、リサーチ・クエスチョン自体が複数存在する、
あるいは、各章ごとに設定されていることがあります。論文の制限字数によ
っては、これらすべてを網羅することは不可能になります。このような場合
には、思い切ってまとめるポイントを絞り込んでしまい、「この本の中のこ
のリサーチ・クエスチョン、あるいは、この論点だけをまとめます」と明言
してまとめるのも、1つのやり方です。

☑ チェック4　おもしろさや特徴を捉えられているか

　取り上げた論文や本のおもしろさや特徴を十分に伝えることも、ワンラン
ク上のまとめをつくるためにおさえておいてほしいポイントです。

　3-1 で、よい研究には FINER と呼ばれる基準があるという話をしました。
文献のおもしろさや特徴を伝えるには、この基準のうち Interesting（興味
深い）、Novel（新しい）、Relevant（重要性）に注目するといいでしょう。
論文などでは著者がこの点を強調していることがあるので、それを読み取っ
てひとまずまとめに盛り込んでおきます。ただし、なにがその文献の新しさ
や重要性といえるのかは、当該領域の学問・研究に精通していないと、判別
が難しいところがあります。その場合は、少なくともあなた自身が興味深い
と思った点を、おもしろさが読む人にも伝わるように書いてみてください。

まとめを書いてみよう

　さあ、ここまで、「～について読んでまとめて……」といったお題の論文を書く際に気をつけてほしいポイントを、評価する教員の側の目線からお伝えしてきました。次に、これらのポイントをふまえたうえで、どのようにまとめを書いていけばよいかについて簡単に手順を示したいと思います。ここで示す手順は、あくまでも一例であり、なおかつ、初心者にも安心の丁寧仕様ですので、慣れてきたらどんどん自分流のやり方に上書きしていってください。

手順1　きちんと文献を読む

　当たり前ですが、書き始める前に一通りは読んでおきましょう。できれば、2回以上読んだり、その文献について解説しているほかの人の文章もあわせて読んだりできれば、なお Good です。

手順2　リサーチ・クエスチョンとそれに対する著者の答えを見つける

　一通り読み終わったならば、まずは、その文献が主として答えようとしている問いと、それに対する著者の答えを見つけ出しましょう。本などでそれが複数ある場合には、別々に取り出してみましょう。

手順3　答えに至るまでの筋道を確認する

　主たるリサーチ・クエスチョンとそれに対する著者の答えがわかったら、その答えに至るために著者が通っている筋道、あるいは、検討している論点について洗い出しましょう。それらのなかで、答えに至るのに絶対に欠かせないものはどれなのかについても、検討しておけるとよいでしょう。

手順4　まとめを書いて、過不足がないかを精査する

　ここまで来たら、まとめを一通り書いてみましょう。そのうえで、手順3で取り出した論点に抜けがないかをチェックしましょう。あわせて、あまり重要でない論点はできるだけ削ったり、その論文のおもしろさや特徴についてきちんと伝えられているのかについても確認したりしてください。

3-4　生命倫理学について「自由」に書こう！

　この章では、生命倫理学の授業の課題としてよく出される「～について自

由に書きなさい」というお題に答える際に注意すべき点と、「〜について内容をまとめて……」という、これまたよくあるタイプの課題に答える際のポイントについて説明してきました。これらは授業の課題に答えるだけでなく、卒業論文や修士論文を書く場合にも、その前提となってくるテクニックといえます。第Ⅱ部では、生命倫理学の論文を書くために用いられる方法論についてさらに詳しく説明していきます。どのような問いを立てるべきか、それに対してどのように答えたらよいのかについて、より具体的に学ぶことができます。

　生や死を扱う生命倫理学は、扱う問題の身近さや普遍性から、特に学問的なトレーニングを受けなくても論文ぐらいは書けると誤解されているかもしれません。生命倫理学の問題について専門家ではない人の意見を無視するべきではないのは、もちろんです。しかし、初心者が「自由」な形でやみくもに泳ぐよりも、泳ぎ方についてトレーニングしてからのほうがよほど「自由」に泳げるように、生命倫理学の問題についても一度きちんと問題への答え方を身につければ、より「自由」に書くことができるようになります。先入観にとらわれないあなたなりの考え方ができるようになるためにも、そして、それを存分に表現するためにも、生命倫理学の知的な生産技術を学ぶことは、きっとあなたの役に立つことでしょう。

（伊吹友秀）

4 | 生命倫理の研究を探してみよう

4-1 先人の研究を調べることの意義

　ここまで、主に授業のレポートを書くことを念頭に、「生命倫理とはなにか？」について説明してきました。第Ⅱ部では、いよいよ実際にレポートや論文を書くための作業に入っていきます。その準備として、この章ではレポートや論文を書くときに参考にする、ほかの人の研究の探し方やその活かし方について説明します。

　第3章で、レポートは研究の入り口です、という話をしました。ところで、そもそも研究とはなんなのでしょうか。この点について本格的にふみ込んでしまうと、本1冊が終わってしまうくらいの長大な説明が必要になりますので、ここでは簡単な例を挙げるにとどめておきましょう。Google Scholar という学術資料の検索サイトに、「巨人の肩の上に立つ」という格言が掲げられています。先人たちが積み上げてきた研究成果という「巨人の肩の上」に乗っているからこそ、私たちはものごとを認識したり考えたり、新しい発見ができるのだ、という意味です。研究活動とは先人たちの研究の業績をふまえたうえで、新たな知見を創造し、知の体系を構築していく行為です。研究において独りよがりは許されません。いままで先人たちが膨大に積み上げてきた研究というブロック塀の上に、もう1つ新しい研究のブロックを積み上げることこそが、研究という営みなのです（図4-1）。ただし、新しい研究が過去の研究よりもつねに優れているとか、重要であるというわけではありません。忘れられていた研究が再評価されたり、学問のありかたが大きく変わり、ブロック塀がこれまでとは違う形に見えてきたりすることもあります。

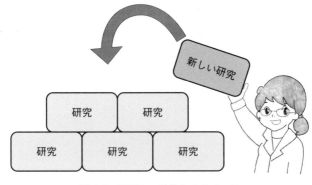

図 4-1　研究という営みのイメージ

そういったこともまた、先人の研究成果に対する真剣な検討のなかから生まれてくるのです。

　そのうえで、あらためて大学のレポートの特徴を、高校までの作文や感想文と比較して説明しておきましょう。作文や感想文では、特に先人の研究の積み重ねに思いをはせる必要はありません。「自分はこう思いました」と上手に書けていれば、おおむね問題はなかったでしょう。しかし、レポートは違います。いま、あなたがなにか生命倫理のレポート課題を与えられたとして、その問題に対して、先人たちがどんなことをいってきたのか、もっといえば、どんな研究をしてきたのかについて適切に調べたうえで、自分の意見と他人の意見をきっちりと区別することが大切になります。

　さらに卒業論文や修士論文を見据える場合には、先人の研究を調べることに、もう1つ重要な意義が追加されます。これらの論文においては、自分の見解や発見の新規性、つまり過去の研究にはない新しさが求められるのです。先ほど述べたように、研究は先人の積み上げたものの上に、もう1つ新しいブロックを積み上げる行為なのですが、このとき過去の研究と自分の研究の違いをきちんと説明する必要があります。ですから、適切な引用のルールを守らずに、先人が積み上げたブロックを、あたかも自分のものであるかのように用いると、「盗用」と呼ばれる研究上の不正行為とみなされます（詳しくは第5章）。卒業論文や修士論文、ましてや博士論文では、自分の研究の新規性や独自性が強調されなくてはなりません。それゆえに先人の研究、す

なわち先行研究を可能なかぎりもれなく調べて、自分の見解や発見が本当に新しいブロックなのかを確かめなくてはならない、もっといえば、立証しなければいけないのです。

　さすがに、授業の課題レポートでここまで厳しく先行研究の調査が求められることはありませんが、ある程度は調べておく必要があるでしょう。私たちは知らず知らずのうちに巨人の肩の上に乗っているのですから、そこから眺める景色をよりよく人に伝えるには、課題に関係するテーマやトピックについて先人たちがこれまでどのようなことをいっているのかをふまえておいたほうがいいからです。そこで、ここからはすでに発表されている生命倫理の研究を探すための方法について、説明していきたいと思います。なお、生命倫理の研究はいろいろな言語で書かれており、それぞれに応じて調べ方が変わってきます。本当は中国語やフランス語、ドイツ語なども紹介できればいいのですが、みなさんの需要としては圧倒的に日本語、さらには英語の先行研究だと思いますので、まずは日本語の文献の探し方を説明します（4-2）。また、卒業論文やそれ以上のレベルにおいては求められる可能性が高いので、英語で書かれた研究の探し方にも触れておきます（4-3）。日本語だけで十分という人は、4-3 は読み飛ばしてくださいね。そのうえで、4-4 では探して集めた複数の先行研究の整理の仕方を、4-5 ではそれらの活用の仕方について簡単に説明したいと思います。これらを携えて次章以降に進んでもらった場合、レポートや論文の仕上がりは格段に研究らしいものに近づいていくことになるでしょう。

4-2　先行研究の探し方（日本語）

　まずは、日本語で生命倫理の研究を探してみましょう。そうはいっても、まったくの初学者が最初から研究論文を探すのは骨が折れるかもしれません。そのような場合には、まずある程度のあたりをつけるために、一般的な教科書や百科事典などを調べてみることから始めるといいでしょう。近年では、『生命倫理百科事典』や『生命倫理事典』、『応用倫理学事典』など、この分野に関連する事典等が出版されていますので、そういったものから関心のあ

るトピックスを図書館で探すことから始めてみてください。本書の末尾にも
いくつかの代表的な文献を挙げていますので、それらもご活用ください。ま
た、そのような教科書や事典が見つからない場合には、図書館の司書さんな
どに相談してみてください。あるいは、図書館にどのような本があるのかを
調べる方法もあります。まず、スマートフォンやパソコンで、「〇〇大学
図書館　資料検索」でネット検索してみてください。そうすると、大学ごと
の OPAC という蔵書検索システムのウェブサイトがみつかり、その図書館
にどのような資料があるのかを調べることができます。OPAC では、キー
ワードからその図書館にある本や学術雑誌等を探すことができます。また、
探している本がどこの大学や研究機関の図書館にあるのかを調べるには、
CiNii Books という検索サイトを使うとよいでしょう（図 4-2）。もしも、自
分の探している、あるいは関心のある書籍や雑誌が自分の所属する大学等の
図書館にない場合でも、自分の所属する大学等の図書館経由で、ほかの図書
館の本や文献のコピーを取り寄せることができます（有料）。こうした方法
についても、図書館の司書さんなどに確認をとってみるとよいでしょう。

　もちろん、一般的なインターネット上での検索や Wikipedia などを活用し
て、ある程度のあたりをつけることも OK です。ただしこの場合、根拠があ
る情報とない情報が混在して表示されてしまうので、レポートを書くときに
どれを選ぶべきか、迷ってしまうことでしょう。そこで、もう一歩ふみ出し
てほしいのです。教科書や事典、あるいは、インターネット上で調べたキー
ワードを手がかりに、以下のような方法を使って専門図書や学術的な研究論
文等も探してみてもらいたいのです。せっかく縁があって、生命倫理の勉強
をすることになったのですから、もう少し深いところまで探ってみましょう。

　後で説明しますが、日本語の研究については、英語で書かれたものと違っ
て生命倫理の学術研究を一括で探すことのできる検索サイトやデータベース
がいまのところありません。そこで、さまざまな検索サイトの組み合わせと、
ハンドサーチと呼ばれる地道な調査や、専門家、たとえばあなたの授業を担
当する先生による助言をもらうことが必要となるでしょう。

　検索サイトとしては、国立情報学研究所の運営する CiNii や国立国会図書
館サーチ、あとは Google Scholar などがよく用いられます。CiNii には、先

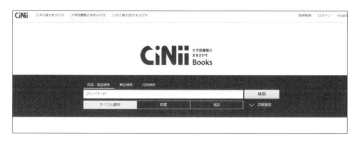

図 4-2　CiNii Books の画面

ほど少しふれた本を探すための CiNii Books と論文を探すための CiNii
Articles がありますので、探したいものに応じて使い分けてください。ただ
し、これらの検索サイトは生命倫理に特化しているわけではないので、関係
のない論文や書籍を慎重に取り除く必要があります。また、生命倫理では医
療にかかわる問題も多く扱うため、関連する研究が医学系の学術誌に掲載さ
れていることも少なくありません。そのようなものについては医中誌 Web
（有料）等を使って検索する方法もあります。ただし、この場合も検索でき
るものに偏りがあることには注意が必要です。

　これらの検索サイトでは、ウェブ上で全文を無料で読める論文も増えてい
ます。また、本文へのリンクがないサイトや有料のサービスを利用しないと
読むことができないデータベースのなかにも、非常に質の高い文献が含まれ
ています。可能なかぎり、大学の図書館等を利用しながら、文献集めをして
みてください。

　一方、日本語の文献のなかには、文献検索サイトでは見つけにくいタイプ
の学術雑誌に掲載された論文や、まだ検索に引っかかってこない出版されて
間もない図書や論文もありますので、これらはハンドサーチで見つけにいく
ことになります。たとえば、関係がありそうな学術雑誌の目次などから地道
に論文を探す、あるいは、1 つ関連がありそうな研究を見つけたら、その文
献のなかに参考文献の情報が必ずありますので、そこから新たに文献を探し
てくることができます。

　これらの作業をやってもどうしても関連する研究が見つけられない場合に
は、専門家に相談してみるのがいいかもしれません。おそらくもっとも身近

なのは、みなさんの授業を担当している先生自身でしょう。もちろん、最初から先生に聞いてもいいのですが、レポートは研究の世界への入り口ですので、大学の基盤となっている研究とはなにかを体感するためにも、少なくとも1回は自分で先人の研究を調べてみてほしいと思います。

4-3　先行研究の探し方（英語）

　さて、授業の課題レポートくらいであれば、ここまで説明してきた日本語で書かれた研究で9割がた対応できるでしょう。ただ、授業によっては、学生の成長を考えて英語の研究にふれることを求めるものもあるかもしれません。さらに生命倫理をテーマとした卒業論文や修士論文を書く場合は、英語で書かれた文献をぜひとも参照してほしいところです。まず、生命倫理学という分野自体がアメリカから発達してきたという経緯があるので、代表的な先行研究が英語でかなり蓄積されています。また、国際化がすすんだ現代では、どの学問分野でも、地域にかかわらず研究が英語で発表される傾向にあります。そこで、ここでは英語で書かれた研究の探し方について説明をしておきたいと思います。英語で書かれた生命倫理の研究を調査する方法としてよく用いられるのが、EthxWeb です。

　EthxWeb は、米国のジョージタウン大学生命倫理学研究図書館が運営する、生命倫理学関連専門の文献検索サイトとしては世界でも最大級のものです。EthxWeb では、生命倫理領域に関連する研究がトピックスごとに整理されているので、生命倫理の研究を調査するには非常に便利な検索サイトです。また、扱っているのが生命倫理およびその関連領域に限定されているので、関係のない研究が比較的排除されています。

　たとえば、"Abortion（妊娠中絶）"の倫理的問題について文献を調査しようとする場合、ほかの検索サイトでは、検索方法を工夫しないと中絶の医学的な方法や手技に関する論文までもが拾われてしまいます。そのため、それらの文献のなかから、自分が関心のあるものを再度絞り込む作業が必要になります。これが結構大変な作業になるのです。EthxWeb ならば、こうした手間を省くことができます。また、生命倫理に関する専門的な本や論文を見

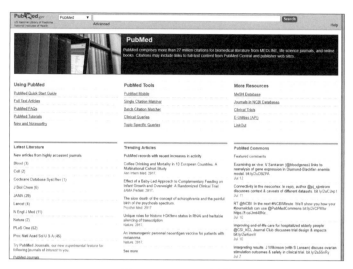

図 4-3　PubMed の画面

つけやすいという利点もあります。一方で、資金の関係上、登録される論文が 2009 年以降追加されていないので、2009 年以降の論文については、検索できないことは注意が必要です。

　PubMed は米国国立医学図書館が運営する検索サイトです（図 4-3）。PubMed には、生命倫理関連の文献も含まれていますが、登録されているのは基本的に医学系の文献なので、検索するときに無関係の論文をいかに排除していくかということが腕の見せ所になります。この際、PubMed で検索される文献には、MeSH（Medical Subject Headings：医学主題見出し）タームという見出し語が登録されていて、これを活用するとうまく文献を絞り込むことができます。MeSH タームのなかには、"Ethics（倫理学）"や"Bioethics（生命倫理学）"もあるので、これらも適宜組み合わせて文献を探します。

　また、トムソン・ロイター社の提供する学術データベース Web of Science にも、生命倫理に関連する専門学術誌が多数採録されています。ただし、このデータベースは有料サービスであるため、自分の大学の図書館が契約をしていない場合には、国立国会図書館東京本館（東京都千代田区）または関西館（京都府相楽郡精華町）まで足を運ばないといけません（2018 年現在）。

さらに、日本語の文献の場合と同様に、これらの文献検索サイトで見つけた論文等に掲載されている参考文献から、ハンドサーチによって必要な文献を補完していく必要があります。その際には、当該分野の専門家等から必要文献の追加についての助言をもらうことや、主要な学術雑誌のウェブ上のサービス等を利用することも有用です。このような作業を繰り返していくことによって、可能なかぎり漏れのない網羅的な文献のリストをつくることができます。

4-4　先行研究の整理の仕方

　ここまで紹介してきたような方法で、関心のあるテーマについて本や論文を集めてこられたら、第1段階の準備は完了です。あとは、そこで論じられている問題や議論の傾向を整理して、実際のレポートや卒業論文等の論文の執筆に進みましょう。それらの実際の方法については、第Ⅱ部の各章を参考にしてみてください。

　また、レポートや論文の執筆の前にやっておくと、後で役に立つことがあります。それは、文献の整理です。ここでは、生命倫理に関するレポートや論文を書くための第2段階の準備として、文献整理の方法についてもう少し説明したいと思います。この作業をしておくと、実際にレポートや論文を書く際にだれがどんなことをいっているのか、あるいは、どんな傾向の議論があるのかを速やかにまとめることができるようになります。

　文献の整理の仕方について、生命倫理学の分野で特によく用いられるような一般的な方法があるわけではありませんが、医学や看護学などの研究分野で用いられるレビュー・マトリックス方式と呼ばれる方法などは生命倫理関連の文献の整理でも利用することができます。この方法は、収集した本や論文について、著者、論文名、出版年、研究目的、研究デザイン、研究結果などの特定の項目を抽出して、一覧表を作成していく方法です。生命倫理の文献でこれをやる場合には、以下のような手順で文献を整理して一覧表（表4-1）をつくるとよいでしょう。

表 4-1　情報整理のための一覧表（一例）

論文名、著者、発表年	論点 A について	論点 B について	論点 C について
論文名〇〇、著者 XX、2005 年	肯定的 要点：……	否定的 要点：……	記述なし
論文名△△、著者 YY、2013 年	記述なし	紹介程度 要点：……	肯定的 要点：……
⋮	⋮	⋮	⋮

手順 1　文献の基本情報を整理する

　まずは、論文名や著者名、発表年などの論文の基本的な情報を表にまとめましょう。

手順 2　注目する議論のポイントを設定する

　自分が調べたい問題について、最初にいくつかの文献を読んで、特に注目する議論のポイント、すなわち論点をあらかじめ設定しましょう。最初は百科事典の項目やある分野を概観する総論、また先行研究を網羅して特定のテーマを批評的に論じるレビュー論文などからスタートすると、調べたいテーマの全体像がつかみやすいかもしれません。どの論点をピックアップすべきかについて、最初はなかなか勘がつかめないかもしれませんが、そのようなときには、専門家であるあなたの先生などにも相談するとよいでしょう。

手順 3　さらにほかの文献をよく読んで、論点の抽出と収集を繰り返す

　調べたい論点の抽出が終わったら、できるだけたくさんの文献を読んで、それらのポイントについて、ほかの文献ではどんな意見があるのかをまとめましょう。いくつかの論文を調べているなかで、ほかにも注目すべきだと思える論点が現れれば、項目を表に追加して整理を進めます。理想的には、もう新しい意見がないというところまで表を充実させることを目指します。ここまでできれば、レポートにとどまらず卒業論文や修士論文の研究の種までつくることができます。

　材料の下ごしらえが料理の善し悪しを左右するように、ここまでの準備をどれだけ丹念にやれるかで、レポートや論文の出来はぐっと変わってきます。ですので、一見すると地味な作業に思えるかもしれませんが、素敵なレポートや論文に仕上げるために、ここはぐっとこらえてひと手間加えてあげてく

ださい。

4-5　先行研究の活かし方

　先行研究を十分に勉強したら、あとはそれぞれの関心にしたがって、さまざまなやり方で研究を始めてみてください。それらの具体的な方法については、第Ⅱ部で説明しています。

　とはいえ、実は、ここまで紹介した作業だけでもある種のレポートや論文を書くことができます。それが前節でもちょっとふれた、レビュー論文と呼ばれるスタイルの論文です。これらは、生命倫理の問題に対して、自分の意見を述べるというよりも、現在、どんなことがいわれているのか、議論のポイントになっているのはなんなのかについてまとめたものです。

　たとえば、授業で「障害があることが判明した胎児の選択的な人工妊娠中絶について、生命倫理ではどのような議論がされているかについて調べなさい」といわれたとします。その場合、どこから始めたらよいでしょう。調べ方の一例を以下に示しますので、一緒にやってみましょう。

1）おおまかにあたりをつける

　まずは、検索サイトを使って調べてみましょう。ここでは、CiNii Articles を使ってみます。CiNii Articles のトップページを開くと、自動的に「論文検索」と指定されています。検索ウィンドウにキーワードをいくつか入れてみましょう。みなさんならどのような言葉を選びますか？

　関係のありそうなキーワードを考えて、何度か検索してみましょう。たとえば、「中絶　障害」、あるいは「選択的　人工妊娠中絶　倫理」などを入れてみます。論文がいくつ見つかりましたか？

2）文献の絞り込みや追加を行う

　1）でたくさん文献が見つかった場合には、情報の絞り込みをしていきます。具体的には、検索キーワードを追加したり、文献一覧から抄録などを読んだりして、自分が調べたいテーマと関連がなさそうな文献を除いていきます。

　逆に、文献がなかなか見つからない場合もありますね。たとえば、CiNii

Articles で「選択的人工妊娠中絶」を検索するとどうでしょうか。もし表示される論文数が少なければ、別の方法を試してみます。さきほど行ったのは「論文検索」でしたので、次は「全文検索」をしてみましょう。検索窓の上に「全文検索」という表示があるのを見つけましたか。そこをクリックすると「全文検索」に切り替わります。「全文検索」は、本文中に登場する単語も拾ってくるので、「論文検索」よりも多くの論文が見つかることがあります。では、「全文検索」で「選択的人工妊娠中絶」を検索してみましょう。どれぐらいの論文が見つかりましたか？

　さらに多くの文献を集めたい場合は、ハンドサーチをします。まず、検索した論文のいくつかを実際に読んでみます。するとそれらの論文に記された引用文献や参考文献から、新たに文献を見つけることができますので、リストに追加しましょう。

3）文献を探して、読んで、まとめる

　ある程度、関連する文献の目星がついたら、ウェブから本文をダウンロードします。ダウンロードできないものについては、4-2 で紹介した方法で自分の所属する大学等の図書館にあるか探してみましょう。図書館にあるはずなのにうまく見つけることができなければ、司書さんをはじめ図書館のスタッフに聞いて探してみるのもいいでしょう。あとは、見つけた文献を読んでいって、4-4 で紹介した表などを使って論点を整理していきましょう。

　さあ、みなさんはどれくらい文献を集められましたか？　また、どのような表ができたでしょうか？　まずは、あなたが調べる問題は何なのか、それに対してどんな研究や意見があるのか、可能であればそれらに対する反論や再反論を議論の論点ごとにまとめてみましょう。あとは、まとめたものを筋道を立てて文章にしていけば、レビュー論文になります。

　レビュー論文を書いてみると、物事の論じ方を深く理解できるようになり、調査する前に自分が抱いていた先入観を改めたり、逆に自分の意見に確信を深めたりできるでしょう。さらに、自分自身で調査や論点の吟味を進めて、オリジナルな分析を加えることができれば、申し分ありません。ここまでくると、学術的な研究にかぎりなく近づきます。

（伊吹友秀）

5 | 倫理的に書くために知っておきたい 基本ルール

5-1 生命倫理学の論文を倫理的に書く

　よい論文とは、どんな論文でしょうか。多くの人は、文章や構成がわかりやすい、書き手の主張に説得力がある、といったことを最初に思い浮かべるかもしれません。もちろんそれも大切ですが、論文の場合とりわけ大切なのは、内容に嘘やごまかしがないことです。アンケートやインタビューなどで、調査に協力してくれる人たちに誠実な態度で接して集めたデータを使うこともまた、よい論文を書くための条件といえます。

　そこで、この章では研究倫理の観点から、論文を書くために知っておくべきルールや作法について説明します。

　学問や研究とは、「よくわかっていないこと」について、調査や観察などを通じて論理や法則性を見出し、そこから得た知識を論文などの形にして社会に問うていく営みです。

　通常のレポート課題も論文の一種ですが、研究者が書く論文のように「新しい知識の創造」まで求められることはありません。レポート課題の目的は、履修者が授業の内容をどれだけ身につけているか、それをふまえて他人が読んで納得できるような形で議論を組み立てられているかを評価することにあります。

　そのため、授業を担当する教員は、学生の分析や考察の結果の妥当性だけでなく、調査およびデータ収集の方法や、レポート全体の論理構成など、学問・研究の基本的な作法がきちんとふまれているかどうかも重視します。SNSなどと違い、論文に求められるのは「楽しさ」など感情の共有ではあ

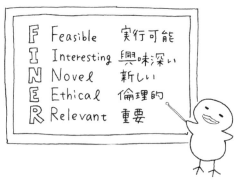

図5-1　よい研究の4つめの要素、倫理

りません。たとえ課題レポートであっても、基本的には研究論文と同じように、学問的な正しさや誠実さが求められていると考えてください。

　なお、この章の記述の多くは、日本学術振興会「科学の健全な発展のために」編集委員会『科学の健全な発展のために—誠実な科学者の心得（テキスト版）』（2015年、https://www.jsps.go.jp/j-kousei/data/rinri.pdf）に基づいています。ガイドラインなどの書誌情報についてはそちらを参照してください。

5-2　調査・研究を正しく行う

5-2-1　正しい調査・研究とは？

　自分が思いついたことを適当に書き連ねた文章は、論文とはいえません。著者が設定したテーマや仮説に関する調査や実験を行い、そこで知った情報を根拠にして説明や証明を行うのが論文です。そのため、「嘘やごまかしがない根拠に基づいて書かれている」ことを読み手にわかるように示す必要があります。

　研究としてどういう行為が正しい行為かは、学部や専攻分野あるいは状況によって異なります。しかし、次に述べる3つの行為だけは、ほとんどすべての学問分野で共通して「正しくない」行為、非倫理的な行為と判定されます。具体的には、「捏造（fabrication）」、「改ざん（falsification）」および「盗用（plagiarism）」の3つの行為です。英語圏ではそれぞれの頭文字を取っ

表 5-1　もっとも基本的な研究不正とその定義

捏造	：存在しないデータ、研究結果等を作成すること
改ざん	：研究資料・機器・過程を変更する操作を行い、データ、研究活動によって得られた結果等を真正でないものに加工すること
盗用	：他の研究者のアイディア、分析・解析方法、データ、研究結果、論文又は用語を当該研究者の了解もしくは適切な表示なく流用すること

出典：「研究活動における不正行為への対応等に関するガイドライン」（文部科学省・2014 年）

て FFP と呼ばれています。

　FFP の定義は表 5-1 のようになります。

　3 つのなかでも、捏造と改ざんはよく似ているので区別しにくいかもしれません。捏造とは、たとえば、実験を行っていないのに偽の実験データをつくり出して発表するようなことを指します。一方、改ざんとは、実験を行ったけれど予想や期待とは違う結果が出てしまったので、データを都合のよい内容に書き換えて発表するようなことを意味します。

　捏造や改ざんは実験室のなかだけにみられる行為ではありません。アンケートの回答者数が不足しているので、調査にかかわる者が偽の回答用紙をつくって回答者数を水増ししたり、インタビュー調査での発言を調査者に都合のよい内容に書き換えたりする行為も、立派な（？）捏造や改ざん行為です。

　ただし、研究を進めるには、これまで他の研究者が達成した成果をふまえる必要があります。ですから、盗用の禁止はたんに「他の研究者のアイディアや研究結果などを使ってはならない」を意味しているわけではありません。盗用とは、他の研究者がつくり出した知識を、その研究者の了解や適切な表示といった正しい方法を経ずに使用することです。したがって、正しい方法で他の研究者の成果を使う必要があります。その代表的なものに、「引用」という作法があります。

5-2-2　盗用と引用の違いと正しい引用の方法

　課題レポートを書こうとしている人の多くは、図書館の文献やインターネット・サイトから情報を収集し、それらを根拠に書いていくことになるのではないでしょうか。最近では、本やネット上の情報をほとんど丸ごと書き写

したり貼り付けたりしながら、少し書きぶりを変えることで、あたかもすべて自分の意見のように書いたレポートや論文が問題になっています。日常的に行われているコピー・アンド・ペースト（コピペ）も、盗用とみなされることがありますので注意が必要です。

　そもそも、なぜ他人の文章を盗用してはいけないのでしょうか。学問・研究では、あなた以外のだれも思いつかなかった考えや、もののとらえ方といった「独自性」がもっとも重視されているからです。独自性とそれを正しく評価する文化こそ、新しいものを生み出す原動力であり、それがなければ人間社会は発展しません。だから、学問・研究では、他人のコピーという行為が厳しく禁止されているのです。

　科目の成績評価や単位認定では、個々の学生がどれだけ講義内容を理解できているか、それをどれだけ自分の言葉で表現できているか、が主に評価されます。レポートを書いた学生が、自分で調べたり考えたりしたものでなければ、公平な成績評価や単位認定ができなくなるのです。

　とはいえ、調査・研究をまとめるなかで、他人の文章や意見あるいは調査結果を根拠に使いたい場面が出てきます。そこで必要になるのが、引用という作法です。引用には、直接引用と間接引用があります。直接引用は、元の文献に書かれていた文章の一部を、一言一句そっくりそのまま抜き書きするもので、「　」でくくったり、1行あけたりして明らかに引用であることがわかるようにします。これに対して間接引用は、元の文献に書かれていた文章の一部を、内容を変えずに自分の言葉で正確に要約して引用する方法です。いずれの場合も、引用元になった文献や資料などに関する情報を明記することになっています。

　以下では、引用の例を具体的に紹介します。引用部分に下線を引いてありますが、これは例としてわかりやすくするためで、みなさんが実際に自分のレポートで引用するときには下線はいりません。

【直接引用の例】
　研究不正を防止するための有効策として、研究者や大学院生・学生への研究倫理教育がある。しかし、どんな内容に重点を置いて教育を行う

かを意識しなければ、たんなる形だけの活動になってしまう。

　まず、研究分野の違いによって不正内容の構成が違ってくることを意識しなければならない。たとえば、1977年から2012年に公表・報道された研究不正事案114件に対して行われた調査によると、<u>「人文・社会科学系の場合、不正等のほとんどが「盗用型」（約90%）であるのに対し、自然科学系の場合は、研究不正等の56%は捏造・改ざん型で、盗用型は26%程度であった。」</u>（松澤 2013: 160）という。人文・社会科学系と自然科学系とで研究不正の傾向が違うのは、なぜだろうか。

引用文献
松澤孝明（2013）「わが国における研究不正——公開情報に基づくマクロ分析
　　（1）」『情報管理』vol. 56, pp. 156-165.

【間接引用の例】
　研究不正を防止するための有効策として、研究者や大学院生・学生への研究倫理教育がある。しかし、どんな内容に重点を置いて教育を行うかを意識しなければ、たんなる形だけの活動になってしまう。

　まず、研究分野の違いによって不正内容の構成が違ってくることを意識しなければならない。<u>たとえば、1977年から2012年に公表・報道された研究不正事案114件に対して行われた調査（松澤 2013）によると、人文・社会科学系の約90%が「盗用型」の研究不正で占められている。それに対し、自然科学系では、「盗用型」の不正が26%、「捏造・改ざん型」の不正が56%という構成になっている。</u>人文・社会科学系分野と自然科学系分野とで研究不正の傾向が違うのは、なぜだろうか。

引用文献
松澤孝明（2013）「わが国における研究不正——公開情報に基づくマクロ分析
　　（1）」『情報管理』vol. 56, pp. 156-165.

　ちなみに、内容が同じにみえても、次のように書いてしまうと「盗用」となってしまいます。下線は引用の作法によって、正しく表示されるべき部分です。

【盗用の例】

　研究不正を防止するための有効策として、研究者や大学院生・学生への研究倫理教育がある。しかし、どんな内容に重点を置いて教育を行うかを意識しなければ、たんなる形だけの活動になってしまう。

　まず、研究分野の違いによって不正内容の構成が違ってくることを意識しなければならない。たとえば、人文・社会科学系の不正等の大多数が「盗用型」である。一方、自然科学系では、研究不正の過半数が捏造・改ざん型で、盗用型は 3 割弱程度である。人文・社会科学系と自然科学系分野とで研究不正の傾向が違うのは、なぜだろうか。

　いかがでしょうか。引用も盗用も伝えたい内容に違いはありません。引用の方法を使った例では、「だれがいつ発した意見か」を明確に示すことで、自分の意見と他人の意見、または他人が行った調査・研究との境目がわかるようにしています。一方、盗用の例における下線を引いた箇所では、「だれがいつ発した意見か」がまったく示されていません。その結果、あたかも自分が行った調査・研究の結果であるかのような誤解を読み手に与えることになります。

5-3　調査・研究に協力してくれる人を保護する

5-3-1　研究対象者の保護 —— 個人情報とプライバシーの観点から

　前の節までは、レポートの文章を書く際に知っておいてほしい心構えやマナーについて説明しました。ここからは、文章の下地となるデータを集める際の心構えやマナーの説明をしたいと思います。

　たとえば、あなたのレポートや卒業論文でアンケートやインタビュー調査を行う場合、その調査に応じてくれる人（対象者）が必要となります。調査内容によって違いますが、調査に協力することで次のようなデメリットが、その人に生じることが考えられます。

　　1　協力中は時間が拘束される

2　個人に関する情報を話さなければならない
　3　研究対象者になることが心身の負担となる

　アンケートやインタビュー調査で、対象者を長時間拘束したり、心身に過度の負担をかけたりすることを避けるべきなのは、容易に理解できます。しかし、アンケートやインタビューを通じて自分の個人情報を提供することについても、たとえ提供に同意していたとしても対象者は負担やデメリットを感じているかもしれません。

　個人情報とは、特定の個人を識別することができる情報のことです。さまざまな種類の情報がインターネットを介してやりとりできる社会では、自分の個人情報が不特定あるいは意図しない目的に利用されることが、1つのリスクと考えられています。そのため、たとえ友人であっても気軽に個人情報を提供することは慎まれるべきだ、というのがいまの世のなかの風潮です。

　さらに、アンケートやインタビューを進めるなかで、対象者の個人情報だけでなく、私生活に関する事実にもふれる機会があるかもしれません。それら私生活についての情報は、プライバシー情報と呼ばれ、むやみに他人に知られることで生活しにくく感じたり、不快さや不安さを感じたりする可能性があります。

　そのため、調査・研究を通じて得られる対象者に関する情報は、本当に必要な範囲に限定することが重要です。また、個人情報やプライバシー情報を利用することについて、その利用目的や利用範囲などについて丁寧に説明し、納得してもらったうえで協力に同意をもらわなければなりません。あくまでも、対象者本人が自分の意思で決められるようにする必要がありますので、協力を強くお願いしたり、後輩などを強制的に協力させたりすることはしないようにしましょう。

　一方、あなたが調査・研究のなかで知った対象者に関する情報は、指導教員やプロジェクトのメンバーなど、調査・研究を一緒に実行している人以外に口外してはなりません。「つい口が滑ってしまった」ということがないよう、日頃から十分に注意するようにしましょう。対象者の方は、あなたを信頼してさまざまな情報を提供してくれたことを忘れてはなりません。

また、対象者に関する情報などの漏洩^{ろうえい}にも十分な注意が必要です。個人情報やプライバシー情報が含まれる調査・研究用データは、必ず鍵のかかる場所で保管し、必要な場合を除いて持ち歩くことのないようにしてください。

　さらに、研究成果を発表する際は、対象者の氏名や住所など（場合によっては年齢・性別も）、その本人の特定につながるような情報は、まったく関係のない文字や記号に置き換えるという「匿名化」を行ってください。匿名化を行った際は、あとからだれに関するデータか判別できるように、置き換えた文字や記号と個人を結びつける「対応表」を作成することが多くあります。対応表そのものは個人情報とみなされますので、鍵のかかる戸棚などで厳重に保管するようにしてください。

5-3-2　インフォームド・コンセント

　さて、調査・研究に協力を要請する際は、対象者に十分な説明を行って、事前に自由意思による承諾を得る手続きが必要であることを述べましたが、その手続きをインフォームド・コンセントといいます。

　なにを説明するかは、研究の中身によって変わってきます。たとえば、患者さんに薬を飲んでもらって、その効果を検証するような大規模な医学研究では、説明文書だけで 10 ページを超えることも珍しくありません。大学生の課題レポートや卒業論文では、そこまで大がかりなものをつくる必要はありませんが、研究対象者の意思決定にかかわる項目は漏らさず説明するようにします。たとえば、表 5-2 に挙げた項目くらいは、どんな分野の調査・研究であっても必ず説明しなければなりません。

　一部の大学では、ホームページ上に調査・研究用の説明文書のテンプレートやチェックリストを公開しているところもありますので、参考までに紹介しておきます。

　　　立命館大学「人を対象とする研究倫理」（特に「説明・同意書文例　インタビュー」「インフォームド・コンセント　チェックシート」）
　　　http://www.ritsumei.ac.jp/research/approach/ethics/mankind/

　インフォームド・コンセントは、実際に実験や調査を実施する前に行うこ

表 5-2　インフォームド・コンセントの手続きで説明する項目

目的や意義	：この調査・研究は何のために行われるのか？
自由意思の尊重	：この調査・研究に協力するかしないかは自由であること、たとえ協力しなくても不利益を受けることはないこと、について
具体的方法	：この調査・研究はどういう手順で進められるのか？
利益と危険性	：この調査・研究に協力することのメリット・デメリットはなにか？
プライバシーの保護	：この調査・研究で得たデータはどう取り扱われるか？（実施中だけでなく終了後も含めて）
問い合わせ先	：調査・研究を実施する者の所属・氏名・連絡先について

とが原則です。心理学分野などでみられる特殊例を除いて、事後に同意を得る研究は禁止されている場合が多いので注意しましょう。

　また、対象者の家庭内の問題や人生経験など、その人のプライバシーにかかわる問題を扱うような調査・研究では、インフォームド・コンセントを丁寧に行う以外にも配慮すべきことがあります。たとえば、答えたくない質問に無理に答える必要がないことを事前に説明したり、対象者がリラックスできて話しやすい雰囲気の場所を選んだりなど、対象者の心理的負担を軽減するための配慮も調査・研究者には求められます。

5-3-3　研究倫理審査委員会による事前審査と承認

　ここまで、研究や調査に協力してくれる人（研究あるいは調査対象者）の身体や権利を保護することの大切さについて説明してきました。あなたが取り組もうとしているのが、期末レポートであっても学術論文であっても、協力してくれる人たちへの配慮とその実践は怠らないようにしてください。

　さらに、この章を読んでいる医療系学部・学科の学生や院生で、人を対象とした調査や実験を行って論文を書く人は、上記に加えて「研究倫理審査委員会」の事前審査と承認が必要となる場合があります。なぜなら、人間の健康や病気に関する研究を実施する場合、「人を対象とする医学系研究に関する倫理指針」（文部科学省・厚生労働省、2014 年 12 月 22 日（2017 年 2 月 28

日・一部改正)) という国の指針に準拠しなければならないからです。同指針では、研究者は研究を開始する前に研究計画書を作成し、研究倫理審査委員会による審査を受け、実施について承認を得てから研究を開始するように義務付けています。

委員会の審査では、研究内容に学術的かつ社会的な意義が含まれているか、インフォームド・コンセントで使用する文書の内容に過不足はないか、個人情報の取り扱い方法に問題はないか、など研究の科学的・倫理的妥当性について、研究者以外の中立な視点から吟味が行われます。

医療系の学部や学科をもつ大学であれば、研究倫理審査委員会が学内に設置されています。また、大学によっては、医学系以外の分野であっても、人を対象にした研究行為を行う際は、研究倫理審査委員会による事前審査と承認を義務付けている場合があります。あなたの研究や調査において、研究倫理審査委員会による事前審査や承認が必要かどうかについては、指導教員に相談のうえ指示を仰いでください。

5-4　論文の著者であることの意味

論文を書く際に注意すべきことの1つとして、だれが著者になるのか、という問題があります。著者とは、調査・研究の成果について発表したり文章としてまとめたりする人のことで、その成果において氏名や所属が表示されることになります。1人で調査・研究を実施し、1人で論文を書いた場合の著者は1人ですが、複数の研究者によって行われた研究に関する論文では、著者が複数になります。

また、著者とは、調査・研究が正しい方法で実施されていること、データなどの事実が正確に利用されていることなどに対して責任をもつ人のことでもあります。もし内容についての質問を受けたら、著者にはその質問者が納得するような説明を行う義務があります。

アメリカ研究公正局 (ORI) の研究倫理に関するテキストでは、研究成果を発表する者は少なくとも下記の3点を満たすことに責任をもたなければならないとしています。

1 研究についての十分かつ公平な記述

2 結果についての正確な報告

3 知見についての誠実かつ公平な評価

　また、国際医学雑誌編集者委員会は、著者となるための条件として次の4つを挙げています。

1 研究の構想・デザインや、データの取得・分析・解釈に実質的に寄与していること

2 論文の草稿執筆や重要な専門的内容について重要な校閲を行っていること

3 出版原稿の最終版を承認していること

4 論文の任意の箇所の正確性や誠実さについて疑義が指摘された際、調査が誠実に行われ疑義が解決されることを保証するため、研究のあらゆる側面について説明できることに同意していること

　なお、成果に対する貢献はたしかにあるものの、著者としての条件を満たすほどは関与していない、という人については、「研究協力者」として、論文や発表スライド等の最後の「謝辞」のなかでその氏名・所属や協力内容を表示し、貢献に対する感謝の気もちを表すなどします。

5-5　その他気をつけておくべきこと

　最後に、調査・研究を行ううえで比較的大事な注意事項を、さらにいくつか紹介しておきます。

　調査・研究が完成すれば、次にそれをなんらかの形で発表することになります。研究者の場合は、学会で発表したり、専門誌に論文を掲載したりします。さすがにレポートや卒論では、そこまで多くの人々に対して成果を発表する機会は少ないでしょうが、指導教員やクラス担当の教員、またゼミの仲間など、なんらかの形で自分以外のだれかに成果を見せることになるでしょう。

その際、内容に社会的な偏見や差別を助長する表現が含まれていないかを十分確認してください。たとえば、会社員を「サラリーマン」、看護師を「看護婦」と呼んでしまうと、職業を一方の性のイメージに偏らせてしまうことになります。これらは、普段の会話のなかで無意識に使われがちな言葉だけに注意が必要です。

　また、授業科目で出される課題やレポートで、家族や友人に対してアンケートやインタビュー調査を行うことがあるかもしれません。調査・研究の対象者が近しい人であったとしても、これまで述べてきた「対象者の保護」をつねに心がけるようにしましょう。

　たとえば、インタビューのなかに個人的なことを話してもらうような調査では、対象者が話したくない項目が含まれているかもしれません。そのような場合、調査・研究する人が対象者と近しい間柄であれば、かえって断りにくいということもあるでしょう。よく知った間柄であっても、「答えたくない質問には、答えなくてもよい」あるいは「後で発言を撤回することができる」ことを、事前に説明しておいてください。家族や友人のように自分にとって親しい人を研究対象者にする場合でも、通常の研究と同様、対象者の心身や権利の保護についての配慮や調査・研究に誠実に向き合う義務が求められます。

　さらに、家族や友人へのインタビュー調査では、特定の方向に答えを誘導したり、対話の内容がその調査・研究の本筋から外れたものになったりしがちです。本人がそうするつもりでなくても、対象者への親しみから緊張感が緩み、その調査・研究を中立な立場から実施することが難しくなることがありますので、注意してください。

　ここまで、「あなたの学問活動が研究倫理に反しないようにするためには、どうすべきか？」について説明してきました。一方で、あなた自身が研究倫理に反する行為の被害者になることもあります。たとえば、研究成果をだれのものにするか、論文の著者をだれにするかなどの場面で、指導教員からパワー・ハラスメント（パワハラ）あるいはアカデミック・ハラスメント（アカハラ）を受けるかもしれません。具体的には、あなたの調査・研究の成果を、指導教員があなたに無許可で自身の成果のように発表したりするような

ケースです。このような行為は、盗用として特定不正行為になる可能性があります。もし、そうした事態に直面したら、大学であればハラスメント相談室などが設置されていますので、早めに窓口を訪れて事情を話してください。

　また、レポートや論文を書き終えたり、成果を発表したりした後のことですが、回答済のアンケート質問紙やインタビューデータあるいは実験ノートなどをすぐに廃棄しないようにしてください。それらは「生データ」と呼ばれており、「人を対象とする医学系研究に関する倫理指針」（2017年）のような公的なガイドラインでは、最長5年間保管することが求められています。

　調査・研究後も生データを一定期間保管すべき理由は、いくつかあります。たとえば、論文やレポートを発表したあとで、指導教員や先輩あるいは友人からさまざまなコメントをもらうことになるでしょう。コメントには、調査・研究の内容の詳細な説明を求めるものや、レポートだったら追加のデータ分析を求めるものがあります。それらを行うには生データが不可欠となります。さらに、あまり起こってほしくないのですが、あなたがハラスメントを受けたり、研究不正の疑いをかけられたりしたときに、生データは自分の正当性を主張する重要な証拠になります。あなたの調査・研究をよりよく発展するため、あなた自身を守るためにも生データを安易に廃棄しないようにしてください。

5-6　おわりに

　ここまで、誠実な態度で調査を行ったり、嘘やごまかしなく文章を書いたりするとは、どういうことで、なんのためにそうするのかを説明してきました。守るべき最低限のマナーや作法を身につけてこそ、効率のいい調査・研究方法や、説得力のある文章テクニックが活きてくるというものです。

　論文は、物事や社会現象への素朴な疑問やモヤモヤ感について、いろいろな人が生み出してきた知識や理論、いろいろな人の体験談にふれながら、自分なりにその答えや正体を探り出して文章にまとめ上げる、壮大なクイズへの挑戦です。

　たしかに、論文の作成には時間も手間もかかります。しかし、その途中で

新しい知識とめぐりあったり、それまで知ることがなかった社会の現実を垣間見たり、「たまに」感動や知的興奮もあります。さらに、先生や友人から「なるほど、それはおもしろいですね」なんて共感してもらえると、やりがいも感じますし、もっと知りたいという気もちがわいてくるものです。

　みなさんも、ぜひこの機会に論文という壮大なクイズに果敢に挑戦してみてください。

（岩江荘介）

II

生命倫理の問題への
多様な答え方

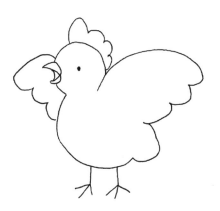

6 | 当事者の意識や世論のあり方を調べる

6-1　社会調査とは？

6-1-1　当事者の意識や世論を調べるのはなんのため？

この章では、生命倫理が関係する主題に対する当事者・家族の意識や世論などを調べるための技法について説明します。

たとえば、がんの患者家族会の集まりに参加しながら、参加者の死生観についてヒアリングを行ったり、大きな病院の産科の医療従事者たちが抱いている出生前診断に対する意識を調べるために質問票調査（アンケート調査）を行ったりすることなどを、社会調査といいます。

私は、大学で医療社会学や生命倫理学を学生に教えています。たとえば、学生たちに、「生命倫理の問題を考えるときに、なんのために当事者の方々の意識や世論のあり方について調べる必要があるの？」と質問したとしましょう。すると、「そりゃそうでしょう！　当たり前でしょう先生！」と熱く応答する学生の姿が目に浮かびます。「そうなんですけど、でもなんで？」と意地悪な質問をすると、ヘンテコリンな答えが返ってくることが多い。個人的な悩みを長時間かけて語ってくれたりして、そんな悩みに私はそうかそうか、とうなずきながら耳を傾け続ける。たしかに個人的な問題意識は、大学でレポートや卒業論文を書く際にもとっても重要だったりします。でも、レポートも卒論も「論文」ですから、学術的な根拠が必要です。個人的な経験や悩みを語るだけでは、論文にはなりませんよね。

ではあらためて、生命倫理の問題を探究する際になぜ社会調査が必要なのでしょうか。看護学の学生ならば、患者さんのニーズをよりよく理解したう

えで問題について深く考えたいから、と答えるかもしれません。また法学の学生ならば、世論や法律家以外の方々の声を法制度に反映させることが重要だから、と答えるかもしれません。でも「どんな主題を設定して、だれを調査対象に、なにをどうやって調べるの？」「どんなリサーチ・クエスチョンを立てるの？」、「どんな手法で分析するの？」と質問を重ねていくと、なかなか答えられる学生はいません。無理もありません、みなさんはまだ「論文を書く」ための研究の入り口に立ったばかりなのですから。

　生命倫理について考える際には、問題の「事実」を調べることと「価値」の判断をすることを区別することが大切です。そして、社会調査をする作業は「事実」を調べることに当たります。生命倫理の問題を考えるために社会調査がどのような役割を担うべきか？——この問題に対する統一した見解は専門家の間にも実は存在しません。一番穏当な見解は、生命倫理の問題の価値判断を行うために必要な情報をきちんとした手続きにのっとって提示するため、ということになるのだと思います。

　たとえば、日本では出生前診断を受けておなかのなかの赤ちゃんになんらかの障害があるとわかると、検査を受けた人の約8割が人工妊娠中絶という選択をします。両親にとっては大変重い決断ですが、この約8割という数字をもって、「出生前診断は社会の中で広く支持されている医療行為であり、推奨されることが望ましい」といった価値判断を直接的に導き出すことができるのか？——おそらくできませんよね。そうした価値判断を行う際には慎重である必要があり、またさまざまな角度からの社会調査が欠かせません。

　たとえば、出生前診断で判明する疾患や障害を現にもちながら社会で生活をしている人々は、出生前診断が技術的にも高度になり広く普及していくことに違和感や抵抗感を抱いてはいないのか？　出生前診断を提供する側の医療者の間で、それを積極的に推奨するかどうかについての意識の温度差はないのか？　またあるとすれば、どのような温度差なのか？　出生前診断を受けて、結果として中絶という選択をせざるをえなかった両親は、本当にその選択を肯定的に受け入れているのか？　またパートナー同士の間で意見の対立や葛藤はなかったのか？　なんらかの価値判断をする手前で、社会調査によって調べる必要がある事柄が無数に存在することに、みなさんは気づくは

ずです。社会調査は、生命倫理の問題を考えるための情報を豊かなものにしていくうえでの必要不可欠な手段です。

6-1-2　社会調査に必要な手続き──社会調査とニュース報道の違い

　では、社会調査はどのような手順で行う必要があるのでしょうか。私は、大学で社会調査法の講義や調査実習、また社会調査をベースにした卒業論文の指導に当たっていますが、社会調査と、たとえばテレビのニュース報道やドキュメンタリー番組との違いをいまいち判別できない学生さんに遭遇することがしばしばあります。逆に、テレビで放映されるドキュメンタリー番組と社会調査がどう違うのかを知ることは、社会調査について理解するための近道だったりします。

　たとえば、ウェブ上やテレビのニュース報道などでは、安楽死問題や出生前診断、ゲノム編集などの生命倫理に関連の深い主題が毎日のように報道されます。またテレビでは、末期のがんで薬の副作用が強い親の治療をどこまで継続するかという問題に直面して葛藤する家族の悩みや、出生前診断を受けておなかのなかの赤ちゃんに障害があるとわかった両親が、その後人工妊娠中絶という選択肢を前にして葛藤する軌跡を取材した特集番組やドキュメンタリー番組などが放送されることがあります。そんなニュース報道やドキュメンタリー番組と、社会調査とは、どこが違うとみなさんは思いますか？社会調査を実施することと、ドキュメンタリー番組を制作したりニュース記事を書いたりする作業の間には、実は大きな違いがあるんです。これは、大学などの研究機関で行う調査と、メディア報道のもつ役割の違いでもあります。

6-1-3　社会調査を行う際の鉄則！

　大学で課せられるレポートや卒業論文の作成で求められること、特に社会調査を実施して論文を作成するときに求められることを一言で表すと以下の一文に要約されます。

> 検証可能な問いを立て、その問いを検証するために適切な調査を計画し、適切な手法を用いて得られた情報を整理し、適切なやり方で分析して結果を出す！

「ちょっと難しくてなにをいってるかさっぱりわかりません……」という声が聞こえてきそうですね。でも社会調査は、たとえばドキュメンタリー番組を制作する際に行う取材とはかなり性質が異なるものだということくらいはわかってもらえるでしょうか。この部分はすごく重要なので、丁寧に解説していきます。

　大学で行う研究活動や教育活動は、高校までの教育とは性質を異にするものです。なにが異なるのか？　それは、高校までの教育が与えられた情報を、教科書を中心に学習するのに対して、大学ではみなさんの問題関心を突きつめて、自分で問いを立てて、なんらかの学術的な手続きにのっとって、その問いを検証し発信する力を養う点にあります。これは、社会調査を行うときも同様です。また、大学で行う社会調査には、同じ方法でほかの人が実施しても同じ結果が出ること、つまり追試ができるように、実施した調査の手順を明示しておくことが求められます。

　以下ではまず、レポートや卒論など論文に既存の社会調査を引用する際の注意点（6-2）を説明したうえで、上の四角囲みの中で提示した、1）「検証可能な問い」を立てること（6-3）、2）「適切な調査」を計画すること（6-4）、3）「適切な手法」を用いて得られた情報を整理すること（6-5）、4）適切なやり方で「分析」して結果を出すこと（6-6）、それぞれに必要な事柄について説明していきます。

6-2　既存の社会調査を引用する際の注意点

　まず最初に、特に論文を作成する際にすでにだれかが実施した社会調査のデータを引用する際の注意点を挙げておきます。

　たとえば、内閣支持率や政党支持率などを、あるウェブサイトに訪れた人

に対して調査することがあります。そして、「●●を支持する人▲▲％」「○○を肯定的にとらえる人□□％」、といった具合に公表されます。でもこんなふうに行われた調査の結果を、みなさんの論文のなかで引用してもよいと思いますか？

　後の節で詳しく述べますが、社会調査には母集団の代表性を担保するためのサンプリング（抽出）の技法と調査設計が必要になります。またこの例ほど極端ではないにせよ、世のなかには適切な手続きを経ずになされた調査が実は大量に氾濫しています。そして、そんな調査結果を論文に引用することには多くの難点が潜んでいます。

　既存の社会調査のなかから、どのような調査を引用すればよいか？　それには社会調査リテラシー、つまり社会調査を読み解く技術を磨くことが必要になります。この社会調査のリテラシーを上げる作業は次の節以降で詳しく説明していきます。さしあたって、既存の社会調査結果を論文で引用する際には以下のことを論文のなかに明記することを心がけてください。

1　調査主体（調査機関）
2　調査の設計（サンプリング方法や対象者の属性）
3　実施期間
4　実施方法（郵送調査、電話調査、訪問調査の別など）
5　調査対象者数

　また、調査結果の出典を明示しておくことが必要なのはいうまでもありません。このような情報を明示しておくと、論文で引用された社会調査が適切なものであるかどうかを外部の人間が読んで判断しやすくなりますし、なにより論文自体への信頼性が高まります。

　以上、既存の社会調査を引用する際の注意点について簡単に説明してきました。次に自分でオリジナルな社会調査を行う際の技法について解説していきます。

6-3　悩めるO君登場！──「検証可能な問い」を立てるために

6-3-1　問題意識を調査可能な問いに加工する

　社会調査を実施するうえで、「検証可能な問い」を立てることが初学者の方にとっては一番大きなハードルになります。逆に、ここがある程度できてしまえば、その後の作業はそこまで大変ではありません。

　「検証可能な問い」を立てるための説明、といっても、みなさん理解するのになかなか大変かもしれませんので、ここで学部３年生になったばかりの悩めるO君（フィクション）に登場してもらいましょう。O君は、３年生に上がってゼミ配属が決まったばかりの学生です。なお、私のゼミでは卒業論文を執筆するのに社会調査を行うことを要件にしています。

> O：先生、俺、安楽死について研究したくて先生の研究室に来ました。
> 私：……（数秒間の沈黙）。ええと、君はどうして安楽死に興味をもったの？
> O：実は、俺、ガキの頃から安楽死に関心があって、ニュース番組とかで安楽死のことが流れると、親に「あれなに」って質問ばかりしている子だったんですよ。ひいばあちゃんが亡くなったときも、不謹慎ですけど、あんなにまでなって、人はなんで生きていかなきゃいけないのかなって思ったりして。（以下、省略）

　O君は、問題意識はきちんともっている学生のようです。でも現状だと、社会調査でなにを調べたいのか、語られたことからはよくわかりません。もう少し突っ込んで質問をしてみましょう。

> 私：うちの研究室では、社会調査をして自主研究（卒業論文）をしてもらっているんだけど、どんなことに関心があるの？
> O：何年か前に、テレビでアメリカの若い女性の方が安楽死したニュースを見たんですけど、やっぱり安楽死に関しては、文化の差みたいなものが大きいのかなって。今の案ですけど、日本人とアメリカ人の安楽死に対する意識の差を知りたいかなって……。
> 私：……（数秒間の沈黙）。それを検証するために、だれに調査をしたらそれが可能だと思う？　てか、それ調べるのはO君１人じゃ無

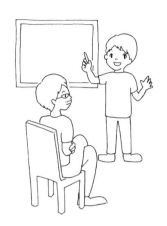

理じゃない？

　もし仮に、すでに社会調査の基礎トレーニングを受けたことがある大学院生の方からO君みたいな相談が寄せられたら、こちらも頭を抱えてしまいます。でも、実はこんなやりとりは、初学者との間ではありがちなことだったりします。みなさんも一緒に考えてみてください。日本人とアメリカ人の安楽死に関する意識の差を調べるために、どのような方に対して、具体的に何人の方を対象に、どのようなやり方で調査を行ったら、O君の問いは検証できると思いますか？

　初学者が思いつきやすい、一番残念な調査案は、自分の大学に在籍しているアメリカからの留学生AさんとB君、そして日本人の友人数人に安楽死に関するインタビューを行って、その結果から日本人とアメリカ人の安楽死に関する意識の差を調べたつもりになってしまうことです。知っていますか？アメリカ合衆国には、現在約3億2000万人が暮らしています。多文化国家で移民も多い国でもあり、また安楽死に対する意識に関しては、地域差も世代差もジェンダー差も大きな国です。たまたま、日本の某大学に留学中のAさんとB君に対してインタビューをしたからといって、この2人の意見をもってアメリカの世論の代表と判断することはできないですよね。しかも、日本人とアメリカ人の意識の比較って……。

　結論からいうと、O君が出してきた問いは、O君が独力で調べるには大きすぎる問いです。もしきちんとこの問いを検証したいのであれば、それなり

の予算を準備し、調査設計を練って、研究チームを組織することが必要になります。また、アメリカ人と日本人の全員を対象に調査をするわけにはいきませんので、調査対象を設定する際には、社会調査のサプリング方法を学ぶ必要があります。

　「検証可能な問い」を立てるために必要なことを説明することが、この節での課題でした。社会調査の問いを立てる作業には、問題意識を「検証可能な問い」に加工する作業が必要になります。とはいえ、初学者の方がいきなり社会調査に際して「検証可能な問いを立てる」のは大変難しい作業です。その際に、私が学生に勧めているのは、関連書籍や論文を読むことに加えて、関心をもっていること（この場合は、安楽死問題）に関する利害関係者（ステークホルダー）を挙げられるだけ挙げてもらう作業です（問いの立て方や先行研究の調べ方に関しては、第2章、第4章も参考にしてください）。この作業をすると、自分の問題関心を絞り込むのにも役に立ちますし、なによりも「検証可能な問い」を絞り込んでいくためにとても役に立ちます。

　O君には、来週までに安楽死問題に関するステークホルダーを挙げられるだけ挙げてくるように宿題を出しておきました。さて、どんなものが上がってくるのか。不安なような、楽しみのような。

6-3-2　利害関係者（ステークホルダー）を挙げられるだけ挙げてみる

　翌週、O君はワードで作成したメモ用紙を持参して、私の研究室にやってきました。

　　O：先生、いま少しお時間よろしいですか？
　　私：どうぞ。宿題はやってきましたか？
　　O：一応、こんなんで。（メモ用紙を手渡す）
　　私：安楽死に関係するステークホルダーとして、終末期にある患者さん
　　　　とご家族と、あと医師の方と看護師さんですか、とりあえずは。
　　O：はい。そのくらいしか思いつかなかったんで。
　　私：これは、どんな場所での看取りの場面を想定しているんですか？
　　　　最近では在宅での看取りも増えてきていますよ。その場合、訪問看
　　　　護師さんとかかかりつけ医の方とかもステークホルダーに含まれま

　　　　すよね。あと、そこでのご家族の役割も違ってきますよね。
　　O：なるほど。場所とかは想定していなかったです。
　　私：あとは、患者さんを看取る場として、ホスピスなんかもきちんと調
　　　　査をしてみる価値はありますよ。その場合には、ホスピスのケアス
　　　　タッフの方とか入所者の方やご家族はもちろんですが、そこでご家
　　　　族を看取られたご遺族の方が後援会を組織されていたりとかもある
　　　　んじゃないですか？
　　O：なるほど。全然意識してませんでした。ありがとうございます。

　O君の研究ノートには、安楽死や看取りを主題にする際にステークホルダーとなる人々のリストがだんだん増えていきました。私は、卒業論文を書いたり長めのレポートを作成する際に、研究ノートを作成して、出てきたアイディアや行った作業を記録することを学生に強く勧めています。O君の研究ノートには、次のようなリストができ上がりました。

看取り医療をめぐるステークホルダー（〇〇学部△△学科　　O）
患者／家族／当事者会／遺族会／医師／看護師／ケアスタッフ／ホスピス運営者／……

　安楽死や看取りの医療に詳しい人ならば、もっとたくさんのステークホルダーを挙げられるかもしれません。たとえば、終末期医療に関する政策を研究したい人にとっては、国や地方自治体の委員会メンバーや自治体の政策担当者なども主要なステークホルダーになるはずです。このリストを見るかぎり、O君は政策研究というよりも、看取りの場自体に関心があるようです。

6-3-3　アクター間の関係性に着眼する／場（場面）に着眼する

　さて、O君の研究ノートには、自分が調べてみたい安楽死問題に関するステークホルダーが曲がりなりにも出そろったようです。この先、社会調査実施に際して「検証可能な問い」をつくり上げていく際にはいく通りものやり方がありますが、ここでは「アクター間の関係性に着眼する」ことと「場に着眼する」ことに絞って述べていきます。

　2週間後、O君はまた私の研究室にやってきました。かばんのなかには、

図書館で借りた安楽死問題や看取りに関する本がぎっちり。いろいろ調べてきたようです。

　　　私：その後、どうですか？
　　　Ｏ：俺、ここのところ看取りに関する本とか読んで、いろいろ調べてみたんですけど。こんなんとか、こんなんとか。（かばんから本を次々と取り出す）
　　　私：下調べが進んできましたね。で、Ｏ君は特に安楽死問題や看取り医療のどんな点に一番関心があるんですか？
　　　Ｏ：俺、やっぱり余命があまりないって宣告された患者の方やご家族の方に関心があるみたいで。
　　　私：あれ、アメリカ人と日本人の意識の比較はもうやらないの？（笑）今日は、前回書き出してもらったリストを発展させて、主題と調査対象を絞り込んでいきますよ。Ｏ君、前回の研究ノートはもってきましたか？
　　　Ｏ：はい、もってきました！　お願いします。やっぱ、アメリカ人と日本人の比較はあれなんで……。
　　　私：Ｏ君は、看取りに関するどんな方々の意識とか、どんな方々同士の関係とかやりとりとかに関心があるの？　この間のリストでいえば、たとえば、担当医の方と患者さんの関係とかは、医療社会学の古典的なテーマだったりしますよ。積極的治療の継続／中止に関する情報提供やインフォームド・コンセントのやりとりを調査してみるとか。
　　　Ｏ：そうなんですね。うーん、ただそれは俺の問題関心とはズレるというか。むしろ、俺は患者さんとご家族の関係性のあり方とか、その関係性の変容に関心があるというか。
　　　私：そういえばＯ君はもともと、ひいおばあ様が亡くなられたときのことが記憶に残っていて、このテーマを選んだのでしたね。

　どうやら、Ｏ君は看取り医療の場における患者と家族の間の関係性や相互行為に関心があるようです。少し焦点が絞れてきました。アメリカ人と日本人の意識の比較よりは相当まともになってきたようです。今後は、２つ目の課題である「場に着眼する」ことに絞って、もう少し「検証可能な問いを立てる」ための説明を続けていきます。

私：もっと具体的に、どんな場所でなにを調査をしたらО君の問いを問えそうか、もう少し説明してもらってもいいですか？

О：俺、前回の先生との面談から本とかいろいろ調べてたんですが、やっぱりホスピスって場所が気になっていて、積極的な治療を止めて患者さんが最期の時間を過ごす場所ですよね。なんで、俺の問題意識ともぴったりくるっていうか。

私：へー、ホスピスが気になってきましたか。ホスピスにもいろいろな形のホスピスがあって、問いの立て方によってどんなホスピスで調査するかが変わってきますよ。入院病床がある比較的大きな病院にホスピス病棟が併設されていることもあるし、病院とは独立したホスピス専門の施設もあります。あと、在宅ホスピスも増えてきてますし。

О：そうなんですよね。俺的には、在宅ホスピスみたいな、比較的それまでの生活環境に近い場所での最期の時間のあり方を考えてみたいというか。

私：やり方として、1つのホスピスに、たとえばボランティア・スタッフなんかのかたちでかかわりながら、そこのスタッフの方や、あと可能であればですが、入居者の方やご家族の方に聴きとりをするというやり方もあるし、在宅ホスピスとホスピス病棟の比較研究なんかもやってみる価値はあると思いますよ。もしくは聴きとり調査よりもアンケート用紙の配布をメインにして集計するというやり方もある。

О：そうなんですね。俺、結構テーマが絞れてきたと思ってたんですが、まだまだですね……。

私：いやいや、だいぶまともになってきましたよ。いずれにしても、調査対象や調査方法の選択は、どんな問いを問いたいのかによって判断することが大切ですよ。聴きとり調査をしたいのであれば、О君が通えてホスピスのスタッフや入居者の方と関係をつくれる距離にある施設がいいですね。アンケート用紙を配布するのであれば、配布する先のリストの用意が必要ですね。ちょっと、今までの議論をもとに、次回までに調査可能な問いと調査の候補地のリストをもってきてもらってもいいですか？

О：わかりました。次回までに調べてみます。

O君は、看取り医療のなかでも、患者の方とご家族の方との間の関係性に関心があるようで、在宅の生活環境に近いホスピスという場に関心があるようです。社会調査を行ううえでもっとも大切なことは、検証可能かつ綿密に練られた問いを立てたうえで調査地を選び、適切な調査のやり方を選択することです。もちろん、調査を行っていくなかで、その問いを書き換える必要性を感じたり、当初抱いていた仮説が裏切られたりすることは往々にしてあることです。でも、なんらかの問いをもって調査に臨まずに、問題意識があいまいなままに物事を調べてレポートや卒業論文を書き進めていって、最後の最後で結論が書けないまま泣くことになる学生さんを私は多く見てきました。問い（リサーチ・クエスチョン）を中心に据えてレポートや卒業論文全体を組み立てるのは、作業をするうえでの基本中の基本です。

　O君は、2週間後に私のところに次のような調査案をもってきました。

調べたいこと　（〇〇学部△△学科　　O）

　入居者や入居者家族の方は、なぜ独立型ホスピスに入居するという選択をしたのか？　また、独立型ホスピスに入居された患者の方とご家族の関係性は、いかなるかたちで変容していったのか？　もしくは変容していかなかったのか？

　だいぶ問いが具体的になってきました。O君は、独立型ホスピスの入居者と入居者家族に調査対象を絞ろうとしているようです。学部生の方のレポートや卒業論文であれば、このくらいまで問いが絞れていれば、とりあえずは次のステップに進んでもよいかもしれません。

　もしいま本書を読んでいるみなさんのなかに、修士論文や博士論文を書こうと思っている大学院生の方がいたら、調査を将来的に学術ジャーナルなどに投稿することも見据えて、追加で上記の問いを学術的に意味ある問いに加工する作業が必要になってきます。この作業はみなさんが属している専門分野が、たとえば看護学なのか、社会学なのか、人類学なのか、どんな専門分野に依拠して論文を書こうとしているのかによっても大きく左右されます。

　たとえばですが、みなさんのなかに社会学の研究室に所属されている大学院生の方がいて、特に看取り医療における家族関係の変化に関心があったら、

たとえば家族社会学分野の「家族役割論」に関する既存研究を整理しながら上記の問いをより学術的な問いに加工していくのも1つのやり方です。また、医療社会学の研究のなかでは、終末期医療の場で生じる看取りのあり方の画一化に関する問題を「死にゆく過程のロールモデル」の内面化という用語で記述しながら批判的に検討することがありますが、上記の問題をこの概念と絡めながら検証していくことも、ありうるやり方です。

　いずれにせよ、O君の作業は次のステップに進む段階にきたようです。

6-4　問いを検証するために「適切な調査」を計画する

6-4-1　「適切な調査」を計画して、「適切な手法」を選ぼう!

　この節では、前の節で掲げた社会調査の問いを解くために必要な、「適切な調査を計画して適切な手法を選ぶ」ための説明をしていきます。社会調査には、大きく分けて量的調査と質的調査の2つのやり方があることをご存知でしょうか。

　量的調査は、多くの場合、質問票（アンケート用紙）を、リサーチ・クエスチョンを解くために必要な方々に送付し回収して、得られた数量データをExcel（マイクロソフト）やSPSS（IBM）などのソフトで分析していく調査手法です。この手法は、特定のできごとが生じる傾向や、ある変数と別の変数の間の関連性の強さなどを調べる際に有効です。たとえば、「安楽死法制化の是非に対する意見は、比較的年齢が高い人々と比較的若い人々の間でどのように異なるのか?」「終末期における治療方針の選択は、自分自身が患者である場合と家族が患者である場合とで、どのように異なるのか?」といった問いには、量的調査が有効です。

　質的調査は、多くの場合、調査地に頻繁に通って調査地の様子をメモなどに記録しながら（参与観察）、社会調査上の問いに対してもっとも適切な調査対象者の方に聴きとりをして（聴きとり調査）、得られたヒアリング・データ（ナラティブ・データ）を分析していく調査手法です。調査地（調査フィールド）に入り込んで調査を行う場合は、そうした調査をフィールドワークということもあります。この手法は、調査地に固有な出来事を参与観察を

通じて明らかにしたり、人々のミクロな相互作用のなかに見出される主題を明らかにする際に有効です。たとえば、安楽死問題や看取り医療に関して質的調査が有効な問いには、「積極的治療を止め緩和ケアに移行するなかで、患者自身の病いの語りや病への意味付与のあり方には、いかなる変化がみられるのか？」「がん告知がなされることで、患者は自分の人生設計をいかに書き換えていくのか？」といったものが含まれます。

　みなさんは、ある程度調査の問いが明確になってきた時点で、自分の問いを明らかにするには量的調査を行ったほうがよいのか、質的調査を行ったほうがよいのか、吟味し選択することが必要になります。さて、O君はどちらを選んだのでしょうか。

6-4-2　調査を実施する前にしておくべきこと

　さて、それから数週間して、O君はアポなしで私の研究室にやってきました。顔が生き生きしています。なにか大きな進展があったのかもしれません。

　　O：先生、いまお時間よろしいですか？
　　私：どうしましたか？　なんかいい発見がありましたか？
　　O：俺、この間□□でやってたホスピスの小さめの講演会を聞きに行ってきたんですけど、講演会の懇親会の席で講師の先生とお話しする機会があって、俺が調査したいことをお話ししたら、△△にあるAというホームホスピスを紹介してくださって、そこで調査をしたらどうだといわれて、スタッフの方にも講師の方からお声がいただけるみたいで。
　　私：よかったですね！　ホームホスピスって、比較的小規模な施設で運営されているホスピスですよね。たしか、全国ホームホスピス協会っていう全国組織もあった気がするけど。ホームホスピスAってどんなところなんですか？
　　O：なんか、比較的大きめの民家を借りて運営しているホスピスみたいなんですけど、入居者の方が7〜8人くらいで。
　　私：もし調査を受けてくださるのであれば、そこでお世話になってもいいかもしれませんね。調査は、どんな感じでやっていきたいですか？　質問票調査という手もあるし、フィールドワークをして質的

研究をするという手もありますね。せっかくフィールドを紹介して
　もらったので、質的研究をした方がおもしろいかもしれないですけ
　どね。
Ｏ：俺もそう思います。質的研究で今後の調査の計画は進めたいと思い
　ます。

　こうして、Ｏ君は質的調査を行うことにしました。Ｏ君は、人づてに調査
候補地の紹介をしてもらったようです。なかなかの行動力です。Ｏ君にとっ
ての講演会の講師の方がそうだったように、自分と調査フィールドのつなぎ
役をしてくれる人のことを、社会調査の用語でゲートキーパーといいます。
　Ｏ君のケースは、ある意味でラッキーなケースだと思います。フィールド
調査を始めるときに一番やりやすいのは、知り合いをたどって紹介を受ける
やり方です。学生にとっては、なかなか研究したいフィールドの知り合いを
見つけるのは大変な作業になりますので、先生方に相談して紹介してもらう
のも１つの方法です。
　もし、フィールドへ誘導してくれる人が周囲にいない場合には、当該機関
の代表者に調査依頼状を出すのも１つのやり方です。私がこれまで指導して
きた経験では、丁寧な依頼状を書いて、調査目的と調査結果が自分の卒業論
文になることを伝えられれば、たとえ知り合い経由でなくても調査依頼を引
き受けてくれる機関は多く存在します。その場合には、自分のやりたいこと
だけをやらせてもらうのではなく、たとえばボランティア・スタッフその他
のやり方で、先方にとっても助力になるかたちで調査先とかかわりがもてる
と作業がスムーズに進みます。その際には、相手の機関や提供された情報は
匿名化し、個人が特定されないように調査を行うこと、また得られた情報は
論文作成以外の用途で用いないことなどを伝えることも、調査対象となる機
関や聴きとり対象者の不安を低減することにつながります（論文作成の際に
必要な研究倫理に関しては、第５章も参考にしてください。）。

6-4-3　生命倫理問題に関する社会調査を行う際に特に留意すべきこと
　みなさんも想像がつくかもしれませんが、たとえば、出生前診断や安楽死

問題など、生命倫理問題に関する社会調査を行う際には、ほかの領域でなされる社会調査以上に細心の配慮が求められます。特に生命倫理問題に関する当事者に聴きとりをする際には、それがその人の人生の機微にかかわる主題であることが多いこと、また多くのプライバシー情報を含む場合が多いことなどには、配慮してしすぎることはありません。

　また、生命倫理をめぐる主題に関する聴きとり調査を実施した後でも、たとえば語られたことを公表してほしくないという要望が、調査対象者からなされることがあります。その場合には、たとえすでに卒業論文の執筆がかなり進んでいる段階であっても情報を削除したり撤回したりする必要があります。またその後要請があれば、対象者が提供した情報をいつでも撤回できることを事前にお相手に伝えておくことも大切です。

6-4-4　予備調査の実施とインタビューガイドの作成

　さて、面談から2週間経って、O君はまた私の研究室にやってきました。どうやら、本格的に調査を行ううえでのアドバイスがほしいようです。

　　O：こんにちは、よろしくお願いします！
　　私：こんにちは。面談でお会いするのは久しぶりですね。その後、進捗
　　　　はどうですか？
　　O：実は、この2週間くらい、この前の講師の方が紹介してくださった
　　　　ホームホスピスAに何度かうかがって、施設を立ち上げられた施設
　　　　長さんにも、その方は看護師の方なんですが、お話をうかがったり
　　　　とかしてました。
　　私：それはよかったですね。調査は受けていただけそうですか？
　　O：はい。施設長さんがすごく協力的で、自分の施設は外に開いていく
　　　　のが運営方針だといってくださっていて。ホスピスのケアスタッフ
　　　　の方にも聴きとりができそうなんですが、入居者のご家族の方にも
　　　　ご協力いただける方にはお声がけしてくださるみたいで。
　　私：なによりですね。
　　O：あと、過去にご家族が入居されておられたご遺族の方が遺族会を運
　　　　営されておられるみたいで、遺族会の方にもお話をうかがったらど
　　　　うか、といってくださって。

私：いろいろ選択肢の幅が広がってきましたね。今日は、今後調査を実
　　　施するための準備作業をしましょうか。
　Ｏ：お願いします！

　Ｏ君は、ホームホスピスＡに何度か足を運び、施設長に挨拶をして、いろ
いろ施設のなかのことについて話を聞いてきたようです。こんなかたちで、
調査をしたい機関に連絡をとって、なかの様子に詳しい人に話を聞くことを、
社会調査の用語で予備調査と呼ぶことがあります。調査を受けてくれるのか、
受けてくれるとすればどんな調査ができそうなのか、またその機関や場所が
どのようなかたちで運営されているのか、などの情報提供を事前に得ること
は、適切な調査を計画する際にきわめて重要な作業です。またこの予備調査
は、研究で具体的に行いたいヒアリング項目や調査票の配布を、本調査を行
う前に少数の人々に事前に行ってみて、自分が立てた研究計画が適切かどう
かを見極める際にも行われます。
　さて、具体的な調査（本調査）を行う際に必要な事前の準備に話を戻しま
しょう。本調査を実施するためには、調査をどのようなリサーチ・クエスチ
ョンを立てて、だれに対して、どのような質問項目を準備して行うか、再度
丁寧に吟味する必要があります。また、聴きとり調査を行う際に、対象者の
方に聴きたい調査内容や項目を絞って書いておくリストをインタビューガイ
ドといいます。次に、このインタビューガイドの作成について説明していき
ます。

　私：さてさて、本調査に入る前に具体的な調査の中身を詰めていきまし
　　　ょうか。
　Ｏ：よろしくお願いします。
　私：前に見せてもらったＯ君のリサーチ・クエスチョンは、「ホスピス
　　　の入居者や入居者家族の方は、なぜホスピスに入居するという選択
　　　をしたのか？」、だったり、「ホスピスに入居された患者の方とご家
　　　族の関係性は、その後どのようなかたちで変容していったのか？」、
　　　といった問いでしたよね。具体的には、どんな方を対象にしてどん
　　　な質問をしていけば、Ｏ君の挙げていたリサーチ・クエスチョンが

検証可能な調査設計になると思います？

O：この間、ホームホスピスの施設長の方にお話をうかがったんですが、実際に入居者の方でインタビューに答えてくださりそうな方はあまり多くない感じでした。入居者のご家族にお話をうかがっていくのもいいと思うんですが、俺的には遺族会の方々が気になっていて。もうご家族の看取りを終えられた方々じゃないですか。その方々がホームホスピスにお世話になるって選択をしてから、自分の身内の方を看取られるまでの軌跡に関心があるっていうか。

私：遺族会の方々にメインでお話をうかがうのは、1つのやり方かもしれませんね。その場合、どんな質問を用意していったらいいと思います？　ホームホスピスの入居者ご家族に調査をするのであれば、ホームホスピスという場の特性をきちんと浮かびあがらせられるような調査にした方がいいですよ。ホームホスピスって、在宅ホスピスとも違うし、病院の中にあるホスピスとも違うんでしょ？

O：そうなんです！　俺の問題意識的には、ご本人やご家族の方がなんでホームホスピスを最期の場所に選んだのかがずっと気になってて。その辺もお聞きしたいとは思ってます。

私：あと、ホームホスピスって場所を選択した理由もそうだけど、ホスピスって積極的な治療を止めて最期の時間を過ごす場所なので、きっとホスピスに移る前にいろいろ葛藤があったんじゃないかって思うんだよね。その辺のこともお聞きできる範囲でお聞きしてもよいかもしれない。

O：そうですね。その辺、俺もすごく関心があります。

私：あと、たとえば、なぜホームホスピスという場を選んだのかをたんに聞くだけではなくて、入居者の方やご家族の方がどんな人生をどんな価値観をもって過ごされてきて、そんな人生観や生活背景がどのようなかたちでホームホスピスへの入居という選択に結びついたのか、といった観点から聴きとり調査をしてみるのもおもしろいかもしれないですよ。

O：なるほど。参考にさせていただきます。

私：次までに、インタビューガイドを作成してもってきてもらえますか？　ガイドは、聴きやすい項目から始めて、だんだん一番自分が聴きたい内容に踏み込んでいくかたちで作成してみると本調査で使いやすいですよ。

O：わかりました。ありがとうございます。

　社会調査のなかでは、事前に準備したインタビューガイドに完全にのっとるかたちで一問一答方式で行うインタビューのことを構造化インタビュー、一応最低限聞くべき項目を準備しておいて、やりとりの展開に応じて適宜インタビュー内容の修正をしていくインタビューのことを半構造化インタビュー、インタビューガイドを原則用意せずに調査対象者の方から自由に語られた内容に沿って話を展開していくインタビューのことを非構造化インタビューといいます。たとえば、国勢調査の際に調査員の方が調査票を持参して、聴きとり項目に沿って質問をしていくインタビューは構造化インタビューの代表例です。また非構造化インタビューは、たとえばグラウンデッド・セオリーという質的手法を用いて、調査対象の方への調査者の予見を極力排除するかたちで、調査フィールドで出てきた創発的な主題を調査する際に用いられます。

　聴きとり調査を行う際には、その場で出てきた豊かな語りを一切切り捨てて、事前に準備した項目だけを聴きとるのでは、質的調査のおもしろみが失われてしまう場合が多々あります。他方で、社会調査の初学者の方にとっては、インタビューガイドをまったく用意しない非構造化インタビューは実施が難しい場合が少なくありません。私は、社会調査の初学者の方には、まずはある程度のインタビューガイドを用意したうえで、半構造化インタビュー形式で調査を実施することをお勧めしています。

　以下のものが、O君と私の間でメールで何往復かして最終的に仕上がったインタビューガイドです。

ホームホスピスＡの入居者ご遺族に対するインタビューガイド
（□□大学　○○学部　△△学科　　　O）

１）ご家族の方がホームホスピスＡに入居を決められたきっかけについてうかがいます。
　・どのような経緯でホームホスピスという場に入居を決められたのですか？

- その際に、一番大きな決め手になったのは、ご本人のご意向ですか？　ご家族のご意向ですか？
- ホスピスにも、在宅型のホスピスや病院内ホスピス、比較的大きな規模の独立型ホスピスなどありますが、他ならぬホームホスピスへの入居を決めた理由はどのようなものだったのですか？

2）ご家族がホームホスピスＡに入居された後のご家族関係の変化についてうかがいます。
- ホームホスピスＡに入居された後に、入居者の方とご家族の関係で変わったことはありましたか？
- もし入居前と変わったことがあるとすれば、どのようなことですか？

3）看取りをなされて遺族になられた現在から思い出されることについてうかがいます。
- ご家族が入居されているときに、もっとも印象的だったことはなんですか？
- 在宅でも施設でもないホームホスピスという場所で看取りをされたことについて、ホームホスピスでよかったと思ったことはどのようなことですか？
- 逆に、ホームホスピスのなかで抱かれた疑問や葛藤がもしあれば、お聞かせください。

　聴きとり調査は、調査に入るとあらかじめ予想していた仮説や予想が外れることが頻繁に起こります。また、そうした予想していなかった語りを引き出し、それを積極的に主題化していくことも質的調査の醍醐味です。みなさんが実際に社会調査を行っていく際には、事前に作成したインタビューガイドに修正を迫られることもあるかもしれません。その際には、自分が事前に準備しておいた問いや調査設計を、調査を行うなかで随時修正していく作業も、良質な調査を行ううえでは必要になります。

　また、本調査実施の目途がついた時点で、インタビュー実施後の録音記録の文字起こし（トランスクリプト）の作成時間を組み込んで調査スケジュールを立てることも重要です。トランスクリプトの作成は、調査者と調査対象

者の間で交わされた語りのやりとりを、録音記録を聴き返しながら一字一句文字に起こしていく作業になりますが、この作業にはとにかく時間がかかる……。特に作業に不慣れな初学者の方がこの作業を初めて行うときには、それこそ膨大な時間がかかります。また、この作業時間を計算せずに調査を行って提出締め切り日までぎりぎりのスケジュールを組んでいると、締め切りに間に合わずに泣くことになることも多々あります。初学者の方は、最初のうちは大体 10 分間のインタビュー記録を文字起こしするのに 1 時間以上はかかる目安で作業をするとよいと思います。

　また、このトランスクリプトの作成が終わった時点で、一度調査対象者に作成したトランスクリプトを確認してもらうことも重要な作業です。もしレポートや卒業論文として公刊することに差し障る内容が含まれている場合には、この段階で対象者の方から指摘を受けておくこともきわめて重要です。

6-5　適切な手法を用いて調査を「分析」する

6-5-1　インタビュー・データの整理・分析法のいろいろ

　さて、社会調査の説明も、ようやく得られた情報を「分析」していくところまできました。リサーチ・クエスチョンを立てて調査を実施し、頑張ってトランスクリプトは作成したものの、分析の仕方がわからない……。社会調査の多くの初学者の方がつまずくのが、実はここ、調査をした後の分析のやり方についてだったりします。

　O 君は大学の夏休み期間を利用して、ホームホスピス A の遺族会の方に対する聴きとり調査を行ってきたようです。ご遺族の方 8 名に、1 回のインタビューで 2 時間前後の時間をいただいてインタビューをしてきました。トランスクリプトが A4 用紙で 120 枚！　短期間によくがんばりました。たくさんの出会いと多くの学びがあったようです。ただ、社会調査はデータをとってきた後にまとめ上げるまでの作業が大変に手間であることが多いです。

　佐藤郁哉は『質的データ分析法』という本の中で、初学者が陥りやすい「薄い記述」の調査失敗のパターンを 7 つの型に分けて紹介しています。これは、多くの方が陥りやすいパターンなので、ぜひ反面教師にしてください

ね。

Box 1　調査失敗のパターン

1　**読書感想文型**　主観的な印象や感想を中心とする、私的エッセイに近い報告書や論文

2　**ご都合主義的引用型**　自分の主張にとって都合のよい証言の断片を恣意的に引用した記述が目立つもの

3　**キーワード偏重型**　何らかのキーワード的な用語ないしは概念を中心にした、平板な記述の報告書や論文

4　**要因関連図型**　複数の要因間の関係を示すモデルらしきものが提示されているのだが、その根拠となる資料やデータがほとんど示されていないもの

5　**ディテール偏重型**　ディテールに関する記述は豊富だが、全体を貫く明確なストーリーが欠如している報告書や論文

6　**引用過多型**　「生(なま)」の資料に近いものを十分な解説を加えずに延々と引用したもの

7　**自己主張型**　著者の体験談や主観的体験が前面に出すぎており、肝心の研究対象の姿が見えてこない報告書や論文

出典：佐藤郁哉（2008）『質的データ分析法』新曜社、6頁

　この7つのパターンのなかで、みなさんも「これ自分に当てはまりそう……」「自分はこんな調査のまとめ方をしてしまいそう……」と思う型があるかもしれません。私の印象では、社会調査の初学者の方がもっとも陥りがちなのが「6　引用過多型」です。この罠(わな)に陥った論文には、せっかく長時間のインタビューをこなしてトランスクリプトの作成も行ったにもかかわらず、加工されていない生のデータの切り貼りが延々と続き、結局なにを明らかにしたいのかわからないままにレポートや論文が終わってしまうものが多いです。せっかく手間をかけて調査をしたのに、もったいないですよね。

　また、特に生命倫理問題に関する社会調査をする人がよく陥りがちなのが、「2　ご都合主義的引用型」と「7　自己主張型」の罠です。たとえば、安楽死や出生前診断などの主題に対して、「多くの人はこうあるべき」とか、「自分の体験ではこうだった」など、強い信念や体験をもっているほうが多い。

そしてせっかくたくさんの調査をしてきたのに、そうした自分の価値観や体験に調査のデータを当てはめてしまう人がたくさんいるのを私は散々見てきました。でも、社会調査は、調査しなければわからない問いを明らかにするために行うものでしたよね。結論が最初に決まっているような調査は、そもそもやる必要がないわけです。私たちは、この章の最初で社会調査の基礎を確認してきました。そう、この章のはじめに述べたように社会調査とは、「検証可能な問いを立て、その問いを検証するために適切な調査を計画し、適切な手法を用いて得られた情報を整理し、適切なやり方で分析して結果を出す！」作業でした。みなさんも罠に引っかからないようにしてくださいね。以下ではこの罠にはまらないためのやり方を要点を絞って説明していきます。

　インタビュー・データを分析していく際に最初に必要になる手続きは、作成したトランスクリプト・データに対して小見出しをつけて加工していく作業です。これは、膨大にある情報を整理していく作業になりますが、この作業のことを社会調査の用語でコーディングといいます。語られたことにコードをつけていく作業には、いくつかのやり方がありますが、以下ではこうした方法のなかでもっともよく知られている KJ 法というやり方を説明します（6-5-2）。

　また質的調査で得られたデータをコーディングしたその次には、データを分析し論文のストーリーを組み立てていく作業が必要になります。これまた、質的な社会調査法の蓄積のなかではさまざまなやり方が考案されてきていますが、以下では比較的わかりやすく実用的な方法として、佐藤郁哉が考案した「事例・コード・マトリックス」の作成の仕方について述べます（6-5-3）。

6-5-2　KJ 法

　インタビュー・データを整理し、コードをつけていく質的社会調査の技法として、比較的簡便でもっともよく知られているやり方の1つに KJ 法があります。この方法は人類学者の川喜田二郎が参与観察や聴きとり調査で得られた情報を整理し、意味ある情報として発信するために考案したやり方です（川喜田二郎（1967）『発想法―創造性開発のために』中公新書）。KJ 法は川喜田

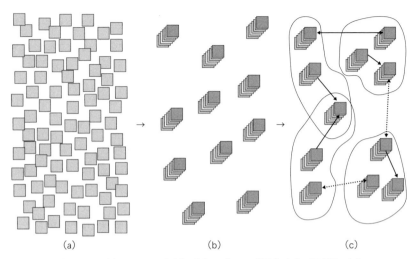

図6-1　KJ法　ラベルづくり（a）・グループ編成（b）・図解化（c）
創田一（2016）「これでもう失敗しない！ KJ法の正しいやり方と注意点」アイデア総研（http://idea-soken.com/kj-method）をもとに作成

のKと二郎のJを取ったものです。このKJ法は、大きく分けて1）ラベルづくり、2）グループ編成、3）図解化の3段階のステップをふむことが一般的です。

　このKJ法は、まず手元にインタビューのトランスクリプトを用意して、なかの情報にラベルをつけていく作業から始まります。インタビューの意味のかたまりとなるラベルを、もともとの会話記録の「土のにおい」を極力残すかたちで、カードにどんどん書き込んでいきます。カードには名刺カードや大きめの付箋などが使用されることが多いです。この作業は、1人でやるよりも複数人で議論しながらやったほうがさまざまなアイディアが浮かんできます。

　図6-1（a）を見てください。四角のカード1つ1つには、それぞれインタビュー・データの意味のかたまりが並べられています。最初の段階では、インタビュー・データをカード化して、全体が見えるようにしていく作業が必要になります。

　さて、手元にあるトランスプリプトの情報をカード化する作業が終わった

ら、次は2）グループ編成という作業を続けて行います。図6-1（b）を見てください。カードを複数重ねて、その上にグループ名が付記されたカードが並べられています。このグループ編成は前作業（ラベルづくり）で作成したカードを見渡して、内容が近いカードを集めてグループをつくっていく作業になります。編成したグループのカードは、輪ゴムなどで束ねておくと整理がしやすいですね。

　たとえば、O君は、「入居者や入居者家族の方は、なぜホームホスピスに入居するという選択をしたのか？　また、ホームホスピスに入居された患者の方とご家族の関係性は、いかなるかたちで変容していったのか？」という問いを掲げて質的調査を行いました。それにあわせると、グループ名には「ホームホスピス入居の動機」「家族関係の変化」などが該当するかもしれません。

　さて、グループ編成が終わると、次は3）図解化という作業になります。図6-1（c）を見てください。高く積み上げられたカードの束は前の作業で行った各グループを表しています。そのグループの束を近いもの同士近くに並び替えて配置し、円などでくくりだします。またそのグループごとの関係を矢印などで図解化してきます。図6-1（c）では、──→で原因‐結果の関係を、←──→で相互の影響関係を、←┈┈→で相互の反対関係や対立関係を示しています。

　このようなかたちで、見出しカードを矢印などの記号を用いて図解化していくことは、その後KJ法で整理された内容を文章化していく際に大変便利です。たとえば、──→の箇所を文章化する際には、「○○が理由で××」「○○であることが原因で××」といった接続詞を用いてグループ間の関係を説明していくことになります。

6-5-3　事例‐コード‐マトリックス

　ここまで、KJ法の説明をしながら、インタビュー・データの整理法とコーディング技法について解説してきました。このKJ法は質的データを整理するとっかかりとしては大変便利な技法ですが、整理したインタビュー記録にストーリーをつけて論文の形にまで加工していく際には、もう一段ふみ込んだ分析の技法を取り入れると論文を組み立てやすくなります。

	がん告知の受け止め方（コード 1）	望ましい看取りのあり方（コード 2）	ホームホスピスを選択した理由（コード 3）	家族関係の変化（コード 4）	…
事例 1（Aさん）	…………… ……………	…………… ……………	…………… ……………	…………… ……………	… …
事例 2（Bさん）	…………… ……………	…………… ……………	…………… ……………	…………… ……………	… …
…	……………	……………	……………	……………	

図 6-2　事例 - コード - マトリックスの例

　KJ 法では、それぞれの調査対象者の 1 人 1 人がどのような語りをしていたのか、見えづらくなることが往々にしてあります。また、得られたインタビュー・データをどのような軸で分析していくのか、そこに分析上のどのような座標軸を投入すればデータをうまく分析できるのか、といった点は KJ 法の整理のなかではぼやけてしまうことが多いのです。そんな作業を行う際にきわめて有用な分析技法の 1 つに、佐藤郁哉が提唱している「事例 - コード - マトリックス」の作成という技法があります。

　マトリックスとは、行と列で表現された表のことですね。図 6-2 を見てください。事例 - コード - マトリックスの行には、調査対象者の方 1 人 1 人の情報が並びます。また列には、コーディングの作業のなかでつけられたコードが並びます。O 君の行った質的調査は、ホームホスピス入所者の遺族の方の語りから、家族がホームホスピスという場に入居したきっかけや、ホームホスピスという看取りの場を中心とした家族関係の変容を分析するものでした。コーディング作業は最終的には O 君に任せるしかありませんが、インタビュー内容によっては「がん告知の受け止め方」「望ましい看取りのあり方」「ホームホスピスを選択した理由」「家族関係の変容」などがコードの候補になるかもしれません。図 6-2 の事例 - コード - マトリックスの例には、こうしたコードを列に並べてみました。また各セルには、インタビュー内で該当するトランスクリプトやフィールド・ノートの記録を記載していきます。

　この事例 - コード - マトリックスは、このマトリックスを縦方向と横方向の両方向に何往復も読み返してみる作業を行う際にもっとも大きな力を発揮

します。このマトリックスを行方向（横方向）に読み込んでいくと、たとえば事例1（Aさん）の「がん告知の受け止め方」や「望ましい看取りのあり方」「ホームホスピスを選択した理由」などのコードに関する事例ごとの丁寧な分析が可能になります。またこのマトリックスを列方向（縦方向）に読み込んでいくと、「がん告知の受け止め方」などのコードごとの分析が可能になります。

6-5-4 アウトプットを作成する際のコツ！

さてさて、O君はまだまだトランスクリプトの分析で悪戦苦闘していますが、最終的なアウトプットを出す際のコツの要点を説明してしまいますね。

私は、分析を進めてこれから論文執筆にかかろうとしている学生さんには、このタイミングで再度当該分野の先行研究を読み返すことを勧めています。研究活動は、これまで先人の方々が積み上げてきた先行研究の上に新たな知見を積み重ねていく営みです。先行研究を読み直すなかで、そこではなにが問われ検証がなされてきたのか、またなにが問われておらず調査がなされてこなかったのか、そして自分の研究の新しさ（セールスポイント）はなんなのかを練り込みながら、論文全体のストーリーを組み立てていく必要があります。

また、論文作成には専門分野ごとの作法が存在しますが、社会調査で論文を作成する場合、図6-3のようなフォーマットにのっとって執筆を行うとスムーズに作業ができる場合があります。あくまで1つのやり方ですが、参考にしてみてください。

また論文を執筆していくなかで、「先行研究は適切に引用されているか」「立てた問いを適切に「検証」できるデータが用いられているか」「冒頭で掲げた問いと分析内容にズレはないか」「提示しているデータと結果や考察の間に飛躍はないか」などの項目は執筆途中で随時検討する作業を行うと論文全体の精度が上がります。

```
                          タイトル
                          ―副題―

    第1章　問いの所在
      リサーチ・クエスチョン／背景／先行研究／調査対象・調査方法／研
      究倫理上の留意
    第2章　本論分析①
    第3章　本論分析②
    第4章　まとめと総括
```

図6-3　論文のフォーマットの例

6-6　おわりに

　さて、ここまで生命倫理問題に関する社会調査の技法を、O君の奮闘記とともに説明してきました。O君は現在膨大なトランスクリプトと格闘しているようです。

> O：いや、なんとなくですが分析のやり方も論文の書き方もわかった気がするんですが、なんか調査した後の作業が膨大で……。正直、俺、終わりまでたどりつける気がしないんですが。
>
> 私：いい気づきですね！（笑）そうそう、社会調査はデータをとってからが長いんですよ。地味な作業が延々と続きますよ。逆に、この分析に時間を多く割ればよい論文が仕上がりますよ。
>
> O：俺、追加でもっと調査したほうがいいんですかね……。
>
> 私：それは、問いをどの程度きちんと検証できているかによるんじゃないですか？　追加調査が必要であれば、いままでお話をお聞きした方に再度追加でお話をお聞きしてくるのもありですし、また異なる対象者に新たに調査の依頼を出すのもありですよ。
>
> O：わかりました。先生、俺を途中で見捨てないでください。俺、自力で最後までたどりつける気がしないんで。
>
> 私：はいはい（笑）。

　O君がこれから数か月かけてどんな卒業論文を仕上げてくるのか、私も楽

しみでなりません。「先生！　最後に見本論文を見せてください！！」とい
う声があちこちから聞こえてきそうですが（笑）、そろそろ、社会調査の説
明も終わりに近づきました。

　この章では、生命倫理の問題に関する社会調査の舞台裏の一部を公開して
きました。本章の冒頭で、社会調査の技法には主に量的調査と質的調査があ
ることを説明しましたが、ここで解説してきたのは主に質的調査のやり方の
一部です。質問票調査（アンケート調査）などの量的調査に関心がある方は、
巻末にわかりやすい教科書をいくつか紹介しておきましたので、そちらを参
考にしてください。ここから調査スキルをさらに磨いていくには、良質な調
査論文をどんどん読んでいくこと、調査と分析を重ねて試行錯誤を重ねてい
くことがなにより重要になります。この章を読んで少しでも多くの方が社会
調査に興味をもってもらえれば、ここでの私の仕事は成功です。

（土屋　敦）

7 | いまをとらえなおすために 歴史を振り返る

7-1 生命倫理と歴史

　この章では、歴史学的なアプローチからの執筆方法について、人工妊娠中絶を例に挙げて解説します。「生命倫理で歴史?」と思われた方もいるかもしれません。たしかに、生命倫理は現在起こっている問題についての是非を考える、つまり、いま目の前で生じている問題の解決方法を考えるというイメージが一般的なようです。ですが、少し立ち止まって考えてみましょう。

　たとえば、天然痘は予防接種が大きな要因の1つとなって、世界保健機関（WHO）が 1980 年に根絶を宣言しました。人類は天然痘の脅威から解放されたのです。でも歴史をひも解いてみると、医師の使用人の子どもが実験台になり、天然痘の予防接種が開発されたという事実に行き当たります。当然、安全性はもちろん、効果も確信できないからこその「実験」です。なので、これによって使用人の子どもという立場の弱い存在の生命が失われることになった可能性もありえます。こう考えると、予防接種を手放しで賞賛できなくなるかもしれません。同様に、たとえば、人工妊娠中絶にしても過去から現在に至るまで、それがどのようにとらえられ、行われてきたのか知ることが、人工妊娠中絶の是非を議論するにあたっても重要になってきます。歴史を知る、ということは、対象について、もう少しいえば「いま」についてより深く理解することにつながるといえるでしょう。

7-2　対象を絞り込む

　人工妊娠中絶の歴史を調べるといっても、どうしたらよいのでしょうか？まず押さえておきたいのは、「歴史にもいろいろある」ということです。つまり、「人工妊娠中絶の歴史」といっても、「人工妊娠中絶を規制する制度の歴史」だったり、「人工妊娠中絶と向き合ってきた女性たちの歴史」だったり、「人工妊娠中絶が新聞でどのように報道されてきたかという歴史」だったり、「人工妊娠中絶に用いる医療技術の歴史」だったり、「人工妊娠中絶絡みの事件の歴史」だったり、その他諸々、いろいろな歴史が描けるわけです。授業のレポートとして書く場合にも、まずはどういう歴史を選択するか考えましょう。

　ちなみに「人工妊娠中絶がはじめて行われたときの歴史」も選択肢になりえます。ただし、人為的に胎児の生命を終わらせる行為は、大変古くから行われているので、これをレポートで検証するのはやめておいたほうが無難です。もっとも、体外受精など、比較的最近のできごとだったら歴史をたどることは可能ですし、わりと調べやすいです。

　また、「人工妊娠中絶の是非論をめぐる倫理学者たちの論争の歴史」、つまり生命倫理学説史もありえます。ですが、これはどちらかといえばレビュー論文の範疇（はんちゅう）に入ります。もし学説史でレポートを書いてみたければ、第9章で解説されている方法も参考にしてください。

　では、「人工妊娠中絶の歴史」にどんな切り口で迫るのかをまず決めておきましょう。ここでは「人工妊娠中絶を規制する制度の歴史」でいってみます。さぁ、調べるぞ、と意気込んでも、残念、まだまだ準備不足です。なぜなら、「人工妊娠中絶を規制する制度の歴史」ですらいろいろあるからです。この場合、ひとまず考えなければならないのは、時代と場所です。ここでは、時代については人工妊娠中絶が合法化された時代、場所については日本、としておきましょう。そうすると、「日本で人工妊娠中絶が合法化された歴史」という感じで、かなり焦点が絞れます。これをリサーチ・クエスチョンに変換すればよいのですが、さしずめ「どのような経緯で日本で人工妊娠中絶が合法化されたか？」としておけばよいでしょう。歴史学的アプローチのクエ

スチョンのたて方のコツを少しだけ解説すると、「なぜ（why）」とやりたくなる気持ちを抑えることです。「なぜ人工妊娠中絶が合法化されたか？」に厳密に答えることはかなり難しいからです。ということで「どのように（how）」をおすすめします。これは授業のレポートのみならず、その先の卒業論文、さらに先の大学院生レベルの論文でも同様です。

　さて、人工妊娠中絶にかぎらず、生命倫理的なトピックの歴史で書いてみようと思っても、時代の扱いに困るかもしれません。いつからいつまでの時代を扱うのがよいか、という問題です。1900 年から 2000 年まで、という設定もありうるのですが、学部のレポートレベルならば、なるべくピンポイントの時代、つまり短い期間を設定するのがよいと思います。場所についても、日本だけでなく、アメリカやイギリスなどほかの国についても調べたくなる衝動に駆られるかもしれませんが、こちらも最初はなるべくピンポイント、1 つの場所にするのがよいでしょう。なぜなら、学術的な文章に求められるのは、「ざっくりした話」ではなく「密度の濃い詳細な話」で、扱う時代や場所が大きくなればなるほど限られた紙幅では「ざっくりした話」しかできなくなってしまうからです。そういう意味で、絞り込む作業は非常に大事です。

　大学に入ったばかりのみなさんには、ここで行ったように、調べやすそうな方向で絞り込みを行うことをおすすめします。マニアックな絞り方をすればするほど、資料探しが困難になるからです。たとえば、ケニアの人工妊娠中絶の制度の歴史を日本国内で調べるのは、その道の専門家でもないかぎり、相当難しい作業になるでしょう。絞り込みを行う際、「日本の最初のこと」を念頭に置くのが一番シンプルなのですが、「最初」にも実はいろいろあります。今回の人工妊娠中絶の例だったら「合法化された歴史」を選択しましたが、いつから行われているのか定かでない人工妊娠中絶ではなく、体外受精など数十年程度の歴史のものならば、制度ではなく最初に行われた実践に注目するのも取り組みやすい選択肢です。

　もちろん、手がかりなしで絞り込みを行うのが難しい場合もあると思います。そういう場合は、7-4-1 で紹介するような入門書等の調査の過程で絞り込みを行えばよいでしょう。

7-3　歴史学的アプローチの作法

　さて、実際に調査をはじめる前に、少し作法を押さえておきましょう。キーワードは「信頼できる情報源」「一次資料・二次資料」です。

　まず、「信頼できる情報源」とはどういうことでしょうか？　当たり前といったら当たり前ですが、特に歴史学的なアプローチを用いる場合、どういう文献を参照して歴史を記述するか、ということが非常に重要になります。たとえば、素性のわからないだれかがよく調べもせず書いたかもしれないネットの掲示板を根拠に、「人工妊娠中絶は○○年に合法化された」とか書いてしまってはいけないということです。仮にその情報が正しかったとしても、です。ただ、学生のみなさんが、どの情報源が信頼できる／できないを判断するのはなかなか難しいと思いますので、この問題については 7-4-2 で取り上げます。

　では、「一次資料・二次資料」とはどういうことでしょうか？　違いがよくわかるように表 7-1 にまとめてみました。ただし、これはあくまでも便宜的で大雑把な分類、説明です。特に二次資料に関しては、必ずしも歴史を主題としていないような人文・社会科学系の研究論文、研究書も含まれると理解しておいてください。

　歴史学的なアプローチで研究者や大学院生が論文を書く場合、二次資料をたくさん読んでまとめてその問題点を指摘したうえで、一次資料を多く読み込んでオリジナリティを出す必要があるのですが、大学の授業のレポートレベルではそこまで求められません。おそらく、二次資料でも、読んで理解するのにかなり骨が折れます。なので、レポート課題だったら、二次資料はとりあえず 1 つか 2 つに目星をつけて、それを参考にしながら書いてみたらよいと思います（先生によって基準は異なるので、担当の先生に実際に聞いてみてください）。そして、せっかくなので、一次資料も少しぐらいは使用してみましょう。

表 7-1　一次資料・二次資料の整理

	説明	具体例
一次資料	生の歴史資料	坂本龍馬本人が書いた日記
二次資料	一次資料を参考にして歴史を描いた研究論文や研究書	龍馬の日記に基づき幕末の歴史研究をまとめた論文

7-4　調査

7-4-1　入門書等の活用

　いよいよ調査開始です。とはいうものの、「日本ではどのような経緯で人工妊娠中絶が合法化されたのか？」を調べるとして、なにからはじめたらよいのでしょうか？　人工妊娠中絶にかぎらず、生命倫理関連のトピックを調べるにあたってのおすすめは、まず入門書等を使っておおよその情報を把握することです。とりあえず大学の図書館に行って、司書さんを頼ったり、OPAC を活用しながら、生命倫理学の入門書や事典を探してみましょう（図書館の活用方法については第 4 章を参照）。生命倫理学の入門書や教科書はいろいろあるのですが、たいがいは 1 つの場所にまとめられています。いくつか手にとって、目次を眺めて人工妊娠中絶が扱われている場所を探します。この段階で手に取った本を隅々まで読む必要はなく、必要なところにだけ目を通したら事足ります。なお実際にこの作業をやってみたところ、人工妊娠中絶を扱っている入門書や教科書の類は数冊ありました。しかし正直なところ、生命倫理学の入門書や教科書には人工妊娠中絶にかぎらず、歴史に関しては断片的な記述にとどまる傾向があります。

　図書館に行く前にインターネットを活用してもよいでしょう。この段階では、「二次資料」としてではなく、あくまでも調査の糸口をつかむために Wikipedia を使用するのもアリです。「人工妊娠中絶、歴史」などと検索すれば、大雑把な情報を手に入れることはできます。

　Wikipedia の「人工妊娠中絶」のページには、「昭和 23 年、優生保護法が成立し、中絶が合法化された。［中略］1996 年（平成 8 年）優生保護法は母体保護法として改正された」という記述がありました（アクセスは 2017 年

3月31日）。入門書や教科書にも同じような記述があったので、「どうやら人工妊娠中絶は1948年に優生保護法という法律ができて合法化されたようだ」、ということがわかりました。

7-4-2 二次資料、信頼できる情報源を調べる

　大雑把な情報を把握した後は、二次資料を探してみましょう。二次資料はCiNii Articles の論文検索や国立国会図書館のサイトの国立国会図書館オンライン（NDL ONLINE）を使用して探すことができます（第4章）。先ほど、優生保護法によって人工妊娠中絶が合法化されたことがわかりましたので、国立国会図書館のサイトで「優生保護法」で検索をかけてみました。するとどうでしょう、1000件以上の文献がヒットしてしまいました。CiNii Articles の論文検索でもたくさんの論文、雑誌記事がヒットします。「人工妊娠中絶」で検索をかけても同様です。このなかからどれが目的にかなったものなのか、さらには、どれが信頼できる情報源なのか、見極めるのは至難の業です。研究論文、研究書だけでなく、一般人向けの本や雑誌記事も反映されてしまうからです。あるいは、入門書や事典などで参考文献に挙げられているものから、研究論文、研究書をたどることもできます。しかし、こと歴史を中心に扱う研究論文、研究書は、なかなか生命倫理学の入門書、教科書の参考文献には挙げられていません。

　では、どうすればよいのでしょうか？　それを解説する前に、ここで二次資料を2つに分けてみましょう。1つは本格的な歴史研究、もう1つは本格的な歴史研究以外の研究です。歴史学的アプローチでレポートを書く場合、ぜひとも本格的な歴史研究を使用してみてください。本格的な歴史研究であるかどうか、おおまかに見分けるポイントを表7-2にまとめてみました。1つでも該当するものがあれば、本格的な歴史研究である可能性が高いです。

　これを押さえたうえで、本格的な歴史研究の二次資料を探してみましょう。ここで再び大学図書館の OPAC を使用します。なぜなら、大学に所蔵されている本は、基本的には学術研究に役立つものが選ばれているからです。とりあえず細かいことを考えずに「人工妊娠中絶」で検索してみましょう。するとどうでしょう、おそらく、文献は少ししかヒットしませんし、そのなか

表 7-2　本格的な歴史研究かどうか見分けるポイント

1　本や論文のタイトル
「○○の歴史」「××史」など、「史」がつく。「戦後」「戦前」「近代」など、特定の時代が書かれている。（例外は多いが）「経緯」「過程」「開始」「時」など、時間を表す単語が書かれている。法制度に注目する場合は「△△法制定時の議論」などがよく論文のタイトルに使われる。
2　学会が出している本／雑誌の場合
学会名に「日本科学史学会」「日本医史学会」など「史」がつく。
3　著者の所属学会、専門分野
2 に同じ。
4　引用文献
一次資料がたくさん扱われている。

に「それらしい」資料はないかもしれません。そんなときはめげずに、「言い換え検索」。つまり、意味は同じでも違う言葉に言い換えて検索してみましょう。この場合だったら、より一般的に使われている「中絶」がよいでしょう。それなりにたくさんの文献がヒットします。検索結果から、タイトルで本格的な歴史研究だと判断できる場合もあります。たとえば、私が所属している大学の OPAC で検索してみたら『中絶と避妊の政治学—戦後日本のリプロダクション政策』（ティアナ・ノーグレン著、塚原久美ほか訳、青木書店、2008 年）という本が見つかりました。これがよさそうです。

　ただ、あなたが通っている大学の図書館にはタイトルですぐに本格的な歴史研究だと判断できる本はないかもしれません。その場合、あきらめずに検索にひっかかってきた本の目次を探してみましょう。本によっては OPAC に目次が反映されています。いろいろな論文を集め、それを各章に割り振り 1 冊の本にするというパターンもあるので、目次から本格的な歴史研究だと目星をつけられる場合もあります。

　それでもなさそうだったら、3 つの戦略が考えられます。

　戦略 1　「言い換え検索」の応用編。関係しそうなキーワードで検索をかけてみましょう。たとえば「生殖」。前述の OPAC では『「家族計画」への道—近代日本の生殖をめぐる政治』（荻野美穂著、岩波書店、2008 年）というそれらしい本が見つかりました。

　戦略 2　他大学の所蔵資料を探してみましょう。他大学の資料の探し方は、第 4 章をご参照ください。

戦略3　OPACで「中絶」などで検索しヒットした、あなたの大学の図書館にある本格的な歴史研究以外の研究を手にとってみましょう。なお、このとき研究書以外のもの、すなわち一般書もヒットしている可能性があります。一般書と研究書を簡単に見分けるコツは参考文献や引用文献がたくさんきちんと書かれているかどうか、です。もちろん、一般書を読んでもかまいませんが、それは入門書などでおおまかな情報を調べるのと同じレベルの作業だと思ってください。さて、探した本をパラパラとめくってみたら、もしかしたら人工妊娠中絶の歴史に言及している箇所が見つかるかもしれません。きちんとした研究書ならば、その箇所を書くにあたって参照した文献が挙げられています。その文献は本格的な歴史研究である可能性が高いと思われます。

　　こんな感じで、慣れていない方が信頼できる情報源たる二次資料を探すのは、それだけでかなり骨が折れます。なので、よさそうな文献が見つからなかったら、先生に「日本で人工妊娠中絶が合法化されたときのことを調べたいのですが、いい文献ありますか？」と聞いてしまいましょう。もしかしたら先生がおすすめ文献を教えてくれるかもしれません。

7-4-3　一次資料を調べる

　　さて、大学の授業のレポートだったら本格的な歴史研究である二次資料をもとにして書ければ、十分といえば十分なのですが、せっかくなので二次資料をがんばって読んだうえで、「ひとつ上のレポート」を目指し、一次資料にもあたってみましょう。

　　一次資料といっても、これまたいろいろあるのですが、二次資料で引用されている一次資料に実際にあたってみるのもよいでしょう。それが論文や雑誌記事、書籍であれば、まずは国立国会図書館のサイトに行って国立国会図書館オンライン（NDL ONLINE）を利用してみましょう。歴史資料の場合、デジタルデータ化されていて、インターネットで本文を全部見られる場合があります。デジタルデータ化されていても、著作権の関係で国立国会図書館まで行かなければならないものもあるのですが、資料によっては、あなたの大学の図書館で国立国会図書館から転送されたデジタルデータを閲覧できることもあります。その場合は画面に「国立国会図書館／図書館送信」と表示

されます（2018年2月現在）。あるいは、あなたの大学のOPACを使って
検索し、見つからなければ他大学の蔵書を探す、というやり方もあります。
もしくは、初学者の方がとっつきやすいところでいえば、当時の新聞記事を
調べてみるのもよいでしょう。図書館の司書さんに聞くのが一番早いですが、
『朝日新聞』や『読売新聞』のデータベースがあなたの大学で使える可能性
があります。使えなければ、事前にお目当てのデータベースが使えるか確認
したうえで、お近くの比較的大きな規模の公共図書館に足を運んでみてくだ
さい。

　今回のレポートのリサーチ・クエスチョンは「どのような経緯で日本で人
工妊娠中絶が合法化されたか？」なので、人工妊娠中絶を合法化した優生保
護法が国会でどんな議論を経て成立したのか調べてみましょう。国会の議事
録には意外と簡単に行き当たります。国立国会図書館のサイトに行き、左下
の方にある「国会会議録検索システム」のバナーをクリックしてください。
もちろん、はじめから「国会会議録検索システム」で検索して、直接このサ
イトに飛んでもかまいません。「国会会議録検索システム」のトップページ
が表示されたら、次に「簡単検索」に行きましょう。「検索語」（キーワー
ド）に「優生保護法」を入れたらよいのですが、「開会日付」の範囲を設定
しなければいけません。1948年に成立したことは入門書等の調査でわかっ
たので、3年前ぐらいを視野に入れて期間を限定します。「国会会議録検索
システム」は元号表記になっていますので、昭和20年1月1日から昭和23
年12月31日としておきましょう。「〇〇委員会」といった会議名一覧が出
てきます。それを丹念に1つずつみていきましょう。

　会議名の1つをクリックして出てきた画面には、画面左側の発言者のとこ
ろでハイライト表示になっている部分があります。この部分にキーワードの
「優生保護法」が出てきているという意味です。ハイライトの部分をクリッ
クしてみると、該当する発言が画面右側に表示されます。なお、第8章でも
紹介されている国立国会図書館のサイトの「日本法令索引」からも、国会の
議論にたどり着けます。

7-5 情報を整理、分析してみる

　収集した資料を一読してレポートを書ければ楽なのですが、そう簡単には
いきません。ということで、書くための準備作業として情報を整理、分析す
るためのヒントをいくつかご紹介しましょう。

　まずは、二次資料や入門書等をもとにして、(1) 時系列で関連するできご
とを並べてみましょう。年表をつくる要領で、何年何月になにが起きたか、
まとめます。エクセルを使用すると便利です。決まったやり方はないのです
が、一番左の行に年月、その隣にできごと、その隣にメモ a（二次資料や入
門書等をもとに補足情報の追記）、としてみます（表 7-3）。そして、(2) 利
害関係者リストをつくってみましょう。何十人も出てくるわけではないでし
ょうから、リサーチ・クエスチョンに関係する範囲で、二次資料や入門書等
に出てくる登場人物の名前を全部挙げてしまいましょう。これもエクセルを
使って、一番左の行に名前、その隣に当時の身分、その隣にメモ a（二次資
料や入門書等をもとにリサーチ・クエスチョンに関係する範囲で、なにをし
た人なのか、どういう主張をしたのか、など）でよいでしょう（表 7-4）。

　そのうえで、(1)(2) のメモ a の隣に、一次資料をもとにメモ b を加えま
す。今回は国会議事録の分析をしているので、利害関係者リストが重要にな
ってくるのですが、ここでは、その人の発言や文章で重要だと思う箇所をそ
のまま引用してしまいましょう。メモ b の隣に、メモ c として、メモ a とメ
モ b に関するあなたなりの評価や見解を書いておきましょう。なお、リスト
に挙げたできごと、人名すべてに対して、メモを絶対に書かなければいけな
いわけではありません。とくにメモ b については、調査対象にした一次資料
をみても、リストに挙げた「できごと」や「人名」に言及すらされていない
かもしれません。

　もちろん、一次資料をもとに、できごとや人名をピックアップして、それ
をレポートに反映させてもよいでしょう。

表 7-3　できごとリストの例

年月	できごと	メモ a	メモ b	メモ c
1945 年 8 月	敗戦	過剰人口問題	……	……

表 7-4　利害関係者リストの例

人名	身分	メモ a	メモ b	メモ c
谷口弥三郎	参議院議員、産婦人科医	優生保護法案提出	……	……

7-6　書いてみる

　一通り調査、整理、分析が終わりました。では、いよいよレポートを書いてみましょう。書き方はいろいろあるのですが、歴史学的なアプローチで書く場合の構成の一例を挙げてみましょう。今回の人工妊娠中絶の例だったら「1　はじめに」「2　優生保護法案提出までの流れ」「3　国会における議論」「4　考察」「5　おわりに」ぐらいでしょうか。もちろん、「2　優生保護法案提出までの流れ」「3　国会における議論」については、リサーチ・クエスチョンに応じて適宜変更する必要があります。以下、それぞれどういうことを書くのか、少し解説しておきましょう。

「1　はじめに」

　まずは問題の背景を書いてみましょう。大学の授業のレポートだったら、時事ネタからはじめてみるのもよいでしょう。たとえば、2015 年に経口人工妊娠中絶薬を服用した女性が刑法の堕胎罪で検挙されたというニュースがありましたが、これを引っ張ってくるのもよいでしょう。この場合、データベースを活用して、きちんと新聞記事を参照しましょう。

　次に、書こうと思っているトピックの現在の大まかな状況について、入門書等の調査からわかったことについて書いてみましょう。この場合も出典を明確にしておきます。そのうえで、目的、つまりリサーチ・クエスチョンです。「どのような経緯で日本で人工妊娠中絶が合法化されたのか、というリ

サーチ・クエスチョンを設定し、調査を行った」とでも書いたらよいでしょう。なお、ウェブサイトを参照元とする場合は、国の機関などのウェブサイトならよいのですが、Wikipediaや個人のブログを引用することは、特段の理由がないかぎり控えておきましょう。

　次に調査方法を書きます。社会調査系のレポートや論文だったら、「調査方法」を独立させ章立てすることが多いですが、歴史学的なアプローチならば「1　はじめに」に組み込んでしまえばよいでしょう。ここで、どのように調査を進めたのか書きましょう。「まずインターネットや生命倫理学の教科書を使用し、人工妊娠中絶のおおまかな状況を調べた。参照したサイトや教科書は注1の通りである。続いて、『中絶と避妊の政治学──戦後日本のリプロダクション政策』（ティアナ・ノーグレン著、塚原久美ほか訳、青木書店、2008年）を読み込んだうえで、国立国会図書館のサイトの『国会会議録検索システム』を用いて優生保護法制定時の国会における議論を検討した」という具合になります。

　そして、レポートの構成を書きます。たとえば、「このレポートでは、『中絶と避妊の歴史学』を主に参照しながら、国会議事録の分析結果もふまえ、優生保護法案が提出されるまでの流れ、国会における議論を整理し、考察を加える」といった形で簡潔に書きます。

「2　優生保護法案提出までの流れ」／「3　国会における議論」

　これらは、7-3、7-4で行った調査をもとに7-5で作成した時系列できごとリストや利害関係者リストのメモcを除く部分をもとに記述したらよいでしょう。読み手に伝わりやすいように書くコツを1つだけお伝えしておくと、なるべく時系列で記述する、つまり、時間を行ったり来たりさせないようにすることです。「1950年の3月に起こったこと（A）→同年1月に起こったこと（B）→同年5月に起こったこと（C）」ではなく、「B→A→C」と実際に起こったことの順番通りに書く、ということです。補足情報を書いたことで時系列が前後してしまう場合、その情報は注に回すとスッキリ収まることが多いです。

　といっても、事実のならべ方やストーリーのつくり方によっては時系列が

前後することもありうるので、いろいろ工夫してみてください。

「4　考察」

　歴史的な経緯を記述しただけではもったいないので、リストのメモcを参考にしながら、もうひと頑張りして、歴史に対してみなさんなりの評価を下したり、歴史記述をもとに現代的な問題について掘り下げてみてください。その際、いままで読んだことがある本や、入門書等の調査で調べた文献などをもとに、諸外国の状況、もしくは、ほかのトピック（臓器移植など）との比較を行ったうえでの日本の人工妊娠中絶合法化の経緯の特徴を書いてみてもよいでしょう。7-2で調査する国は絞りましょう、と書きましたが、ここで舌の根も乾かぬうちに、いろいろな国、トピックを紹介することを奨励しているのではありません。あくまでも、がんばって自分で調査してわかったことを、より鮮明に見せるための方法だとご理解ください。そのためには、比較対象の分析自体に深入りしすぎないようにすることが肝心です。出典を明記したうえで、比較対象の特徴を一言二言でまとめる程度にとどめるのがよいでしょう。「アメリカでは1973年のロー対ウェイド判決で人工妊娠中絶が女性のプライバシー権として構成されたが（出典）、……」といった感じです。また、「1　はじめに」で問題の背景として新聞記事を引っ張ってきたのならば、それに絡めた議論を展開するのもよいでしょう。

　さらに、卒論レベルでならばぜひとも取り組んでみてほしいことなのですが、抽象的な話と絡めた議論を展開してもよいでしょう。たとえば「優生保護法」という名前に出てくる「優生」。「優生思想」という言葉を聞いたことはあるでしょうか。一言でいえば、(1)「優れた」人を増やす、あるいは (2)「劣った」人を減らすことで社会をよくしていこう、という考え方で、(2) はしばしば「障害者の出生を防止すること」と同一視されてきました。優生保護法は名前が示すとおり、この考え方が全面的に取り入れられているのですが、立法時の議論などをふまえ、このことをどう考えるのか書いてもよいでしょう。ちなみに、優生思想は障害者差別につながる、という批判があり、優生保護法は1996年に母体保護法へと名称変更されました。

　考察での注意事項は、「驚いた」とか「知らなかったことがわかって勉強

になった」とかいう感想文にならないようにすることです。調査から論理的に導き出せたことを、根拠をきちんと示して記述しましょう。

「5　おわりに」

　リサーチ・クエスチョンへの答えを簡潔かつ明確に記述しましょう。答えがきちんと問いに対応していることが大切です。そのうえで、調査の限界と今後の課題について書いて、閉めるのがよいでしょう。調査の限界、というのはどんな調査でもわかることとわからないことがある、という意味です。今回だったら『中絶と避妊の歴史学』と国会議事録しかみていないので、限られたことしかわからなかったわけです。なので、たとえば「他の歴史研究を調べるとともに、当時の新聞報道などを参照し、人工妊娠中絶を選択せざるをえなかった女性たちの置かれていた状況を検討することを今後の課題としたい」といった具合にまとめます。あるいは、優生保護法はその後何度か改定されているので、「その後の国会審議の動向を検討することを今後の課題としたい」と結んでもよいでしょう。

7-7　おわりに──歴史学的アプローチの魅力

　大学の授業のレポート指南としては、ちょっと欲張ってしまったところもありますが、歴史学的アプローチについて紹介してきました。このアプローチの魅力は、なんといっても「意外な発見がたくさんある」ということです。ほんの数十年前の歴史であっても、いまとはまったく違う価値観が表れていることも珍しくありません。みなさんが当たり前だと思っていることも、それが当たり前になったのが実はほんの数年前だった、といったことがよくあります。さらに、このアプローチで卒論を執筆すれば、もしかしたら第一線の研究者ですら知らないような発見に出会うかもしれません。この発見こそが最大の魅力だと思います。ここで紹介した方法を参考にして、ぜひとも歴史学的アプローチの世界に足をふみ入れてみてください。

（由井秀樹）

コラム 1　生命倫理の成り立ちを問いなおす

　生命倫理の研究には、規範的方法と記述的方法があります（第 2 章参照）。
規範的方法ではあるべき原則を求め、記述的方法では実際の状況を明らかに
します。しかし、いずれも人間の知的活動から生まれるものなので、規範に
も記述にもそれが発生してきた経緯、つまり歴史があります。歴史が過ぎ去
った時間の連なりにすぎないのであれば、生命倫理についても終着点である
現在だけに注目すればよいでしょう。しかし、歴史は単なる過去ではありま
せん。ここでは、生命倫理の歴史をまとめるときに気をつけるべき点につい
て、述べておきたいと思います。

　インフォームド・コンセントの歴史を例にとりましょう。インフォーム
ド・コンセントとは、治療を受ける患者や実験に参加する被験者が医師や研
究者による説明を受け、十分な情報を得たうえで合意することをいいます。
説明を受けたものの内容に納得できない、あるいは気が進まないなどの理由
で、患者や被験者がその治療を拒否したり、研究に協力しなかったりしても
かまいません。そんなことは当たり前だと思うかもしれませんが、かつては
本人に説明なく治療を行ったり、危険な実験に巻き込んだりすることも珍し
くありませんでした。ともするといまでもそういうことが起こりかねないの
で、インフォームド・コンセントという手順をあえてふむことにしているの
です。

　インフォームド・コンセントは、生命倫理学においてつねに重要なテーマ
となってきました。そのため、生命倫理に関する教科書などでは、インフォ
ームド・コンセントの歴史がよく取り上げられます。ただし一口にインフォ
ームド・コンセントといっても、治療の場面と研究とでは導入の経緯が異な
ります。ここでは研究の側面から少し考えることにします。

典型的なスタイルは、ニュルンベルク・コード（1947 年）、世界医師会の
ヘルシンキ宣言（1964 年）、ビーチャーによる論文「倫理学と臨床研究」
（1966 年）、タスキーギ梅毒実験の報道（1972 年）、米国での国家研究法の成
立（1974 年）などにふれ、インフォームド・コンセントの歴史を説明する、
というものです。この種の説明では、現在のインフォームド・コンセントを
1 つの到達点とみたて、発展の歴史をある種の成功物語として描きがちです。
しかし、このように歴史を単純化することには問題があります。それは、現
在のインフォームド・コンセントは正しい、という結論にあわせて、過去の
物語がつくり上げられているからです。

　インフォームド・コンセントは医療や臨床研究のありかたを大きく変えた
点で、確かに重要な概念です。しかし「大きく変えた」を「大きく改善し
た」、「重要な概念」を「大切な概念」と置き換えてみるとどうでしょうか。
これは同じようで違います。そこにはよりよいものである、という価値が込
められています。生命倫理は、医療や研究、あるいは現代における 生 老 病
死の善きありかたを模索する営みでもあります。したがって、価値判断から
無縁ではいられません。しかしだからこそ、どこに価値をみいだし、いかな
る根拠でそのように判断できるのかについて、いっそう自覚的になる必要が
あります。

　インフォームド・コンセントの歴史に即して、1 つ例を挙げましょう。第
二次世界大戦後の 1947 年、連合国はドイツのニュルンベルクで国際軍事裁
判を行いました。その一環として、ナチス・ドイツの医師たちによる非道な
人体実験が戦争犯罪として裁かれました。この裁判を単独で担当した米国は、
道徳的・倫理的・法的に「許容できる医学実験」の条件として、被験者の自
発的同意を得るなどの 10 項目を判決文に盛り込みました。それらは後に、
「ニュルンベルク・コード」と呼ばれるようになります。治療法や医薬品の
開発などでは、動物実験だけでなく人に対する医学実験が必要となります。
ですから、医学的な人体実験を一切禁止する、というのではなく、倫理基準
を示し、歯止めをかけながら人体実験ができるようにしたのです。

被験者の自発的同意を得ることは、インフォームド・コンセントの基本です。したがって、これを倫理基準の1つとして明記したニュルンベルク・コードは、インフォームド・コンセントという概念が歴史的にどのようにつくられ、広がっていったかを考えるときに外せないポイントです。しかし一方で、米国は日本軍の非道な人体実験にもとづき開発された細菌兵器の知見を得るために、これについては裁かずに日本の医師や研究者たちを免責しました。つまり、米国は非人道的な人体実験について矛盾する対応をしていたわけです。これを「インフォームド・コンセントの歴史」としてどのように評価したらいいのでしょうか。ニュルンベルク・コードにおける被験者の自発的同意の項目が、現代のインフォームド・コンセントの先駆であるとしたら、それをどのように説明したらいいのでしょうか。もし、インフォームド・コンセントが普及する過程で、生命倫理上の矛盾や問題点があったとすれば、現在の状況をゴールとみたててよいのでしょうか。

　教科書などでは、習得すべき内容の解説が中心となるため、歴史はそこへの導入として、簡単にわかりやすくまとめられがちです。しかしその「わかりやすさ」によって、歴史がただの成功物語になってしまうとすれば、それはとても残念です。現在の生命倫理の概念、たとえばインフォームド・コンセントが抱える問題の手がかりを、歴史に求めることができなくなってしまうからです。歴史が進行していく過程では、現在のような到達点がみえません。どこに行き着くのかわからない状態で、それぞれの時代のさまざまな要素が複雑に関係しながら、現在に至っています。みなさんの身体に生物進化の長大な歴史が刻まれているように、いま私たちが生きている世界にも歴史の層が何重にも重なり、入り組みながら生々しく脈打っているのです。

　自分にとっての「当たり前」を、ミステリーの謎解きのように掘り崩していく愉しさが、歴史の研究にはあります。たとえば、あなたが医療者や研究者の卵でインフォームド・コンセントを1つの手続きとみなしているならば、それがなぜ現在のような形式で通用するようになったのか、いまの形に至るまでにどんな問題があり議論があったのか、一度遡って調べてみることをす

すめます。年配の先生に「先生の学生時代にはどうでしたか」と話を聞くことからはじめてもいいでしょう。そうすると、自分の常識とずれていることに驚くかもしれません。過去を理解するには、いまの価値観をいったん保留にして、当時の価値観を想像し当時の人のように考えてみることです。それを経験することで、新たに見えてくる現在、そして未来があります。

　生命倫理に関する概念や制度がいかに成立したのか、また生命倫理の問題が社会においてどのように受けとめられてきたのか、それらがどのように変化してきたのかについては、専門的な研究がなされ、成果が論文や研究書などで発表されています。それらを調べて、歴史学的なアプローチでレポートや論文を書いていく方法については、第7章で詳しく説明されています。ぜひ参考にしてください。

（松原洋子）

8 | 法について調べたり考えたりする

8-1　どうして法について調べるのか

　ある行為や判断が妥当とされ、社会に受け入れられるには、法的な基礎づけが必要です。たとえば、人が道端でだれかを刃物で刺したら、普通は傷害や殺人に関する罪に問われます。しかし、事故でケガをして道で倒れている人がいる場合に、医師免許をもっている人が、医学的に治療が必要な状態と考えられる人（ケガ人）の同意を得て、あるいは救急時には本人の同意を得ずとも、医学的にスタンダードな手法でメスを入れたりするのであれば、「治療行為」として許容される可能性があります。

　「毒物で人を死なせても犯罪ではない条件」が判決に示された例があります。「東海大学病院安楽死事件」（横浜地裁平成7年3月28日判決）は、1991（平成3）年に医師が患者の家族から「楽にしてやって」といわれ、患者に致死量の薬物を投与して死亡させた刑事事件です。判決文のなかで横浜地裁は、安楽死の要件を4つ挙げています。さかのぼって1961（昭和36）年に患者家族が患者を薬物で死亡させた事件（名古屋高裁昭和37年12月22日判決）では、6つの要件が挙げられています。それぞれの判決は、これら要件をすべてクリアしなければ殺人罪に問うとしています。2つの判決の要件の差は、被告が医療者か家族かの違いや、さまざまな論点によるのですが、そのような事例による違いを含め、裁判所の判断理由を分析することは、生命倫理学の議論に通じます。

　安楽死に関する横浜地裁判決と名古屋高裁判決には、時代による判断の違いもあります。平成の横浜地裁判決の方が、患者の主体性を重視して論じて

いるのです。もっとわかりやすいのはがん告知についての裁判で、事件当時に、その地方の一般の病院で医療者が患者・家族に告知するのが普通だったかどうかを考慮して結論が出されています。当時の医療水準も鑑みて判断されているため、社会における倫理的判断の変遷を考えるうえでも、裁判例を調べることは役に立つのです。

　でも、事例や時代によってころころ判断が変わるのはどうかなあ、と思った方もいるでしょう。法律には、硬く覆すのが難しい部分と、柔軟に対応できる部分があります。次の節で、法律の世界を調べる上でベースとなる点をいくつか紹介します。

8-2　法律学の基本の知識

8-2-1　法的なもめごと解決システムの 3 系統

　裁判には、民事裁判（民事法）・刑事裁判（刑事法）・行政裁判（行政法）の 3 系統があります。事件（もめごと）の内容によって適用する法律が異なり、裁判の系統が異なります。

　簡単な例として、手術中の医師のミスで患者が死亡した医療事故のケースを考えてみましょう。どんな裁判になるでしょうか。まず、手錠をされて被告人として法廷に立つ医師を思い浮かべた方、その裁判は「刑事裁判」です。警察の捜査によって証拠が検察庁に送られ、検察官が法廷で、国による刑罰を被告人に科すことを主張します。一方、被告人（の弁護人）がその主張に反対します。刑法第 211 条などが適用されることになりますが、同条文の「業務上過失致死傷等」罪は、飛行機のパイロットや電車の運転士が事故を起こした場合にも適用されるものです。諸判例によると、「業務上」とは「反復継続して行う行為であって、一般に人の生命・身体に対して危険を伴う」社会生活上の地位（職業、免許など）に基づいてしたことが含まれ、医師もパイロットも「業務上」という扱いで同じ条文が適用されるのです。

　さらに、亡くなった患者の家族が事実が明らかになっていないと感じたり、医師に「謝ってほしい」と思った場合は、患者家族が医師（および管理責任のある病院）を被告として、「民事裁判」を提起することがあります。適用

される法律は民法第709条（不法行為による損害賠償）などで、患者家族側が集めた証拠をふまえて、もし患者が生きていたら得られた収入（逸失利益）、家族の精神的苦痛に対する慰謝料などを請求します。しかし民事裁判では、原告が請求できるのも裁判所が認めるのもお金による賠償や、元の状態に戻せるものの原状回復だけで、「謝ってほしい」という請求はできません。

　悪質な医療事故を続けて起こしたケースでは、医師法第4条に規定する相対的欠格事由に該当するとされ、厚生労働大臣がその医師の医師免許を取り消したり、医業停止命令等を行うことがあります（医師法第7条2項）。このような「行政処分」に医師が不服な場合、「行政訴訟」である取消訴訟（行政事件訴訟法第3条2項）や無効確認訴訟（同法第3条4項）を起こすことも可能です。

　このように、1つの医療事故によって3系統の裁判が起こる可能性があることになります。

8-2-2　法令の種類と階層構造

　図8-1は法令の種類による上下関係を表したものです。「法律」には、一般法と特別法があります。広い原則を定めているのが一般法で、特別な分野に限って適用されるのが特別法です。特別法は、一般法に優先して適用されます。たとえば一般法を刑法とすれば、相対的に母体保護法は特別法です。刑法第212条には「堕胎の罪」がありますが、一方で刑法第35条には「法令又は正当な業務による行為は、罰しない」とあります。つまり特別法である母体保護法第14条の要件に当てはまれば、一般法である刑法第212条は適用されません。

　生命倫理学で取り扱うことの多い先端技術については、国民の間で議論が煮詰まっていなかったりして、強制力や罰則のある法令（ハード・ロー）をつくることが難しい傾向があります。そこで、省庁、行政諸機関からの「訓令・通達」、「通知」、「ガイドライン」や「指針」と呼ばれるものが用いられることが多々あります。たとえば、「ヒトゲノム・遺伝子解析研究に関する倫理指針」（2001年公布・2017年改訂、文部科学省・厚生労働省・経済産業省より）などが挙げられますが、これは法学的にいうと罰則のない「ソフト・ロ

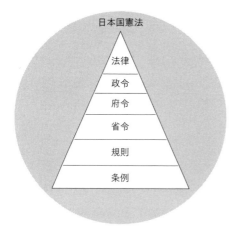

日本国憲法

憲法：最高法規。これに反する法律、命令、条例等はその効力を有しない。

法律：国会の議決によって成立する。一般法と特別法に分けられる。

政令：内閣が制定する。
府令：内閣総理大臣が発する。
省令：各省大臣が、法律もしくは政令を施行するため発する。
規則：各省の外局である庁及び委員会が発する。
（政令・府令・省令・規則は、行政機関が制定する「命令」という成文法）

条例：地方公共団体が制定する。

国家間・国家と国際機構間の条約については「法律の上、憲法の下」という説と、「条約の方が憲法より上位」という説がある。

図 8-1　　法令の上下関係

ー」で、関係する機関、事業者、国民に「こういう基準でその活動を行いなさい」という運用上の模範を示すものです。また民間の学会により「ガイドライン」が出されることもありますが、これももちろんソフト・ローでほとんど強制力はありません。

　また生命倫理学では人権に関する議論も行われますが、国内法の整備は「児童の権利条約」、「障害者権利条約」、「女子差別撤廃条約」（以上略称）などの国際条約の締結により徐々に行われてきているという経緯があります。

　これら法令やガイドライン等は、改正や廃止が行われることがあります。改正や廃止は下位の関係する法令に影響します。また、その法の施行・改正時以前に起こったことには、遡って適用されることは原則としてありません。調べる対象の事件がいつ起こったのかに注意し、条文が改正されたり廃止されている可能性にも留意する必要があります。

8-2-3　三審制と「判例」の意味

　図 8-2 は民事裁判の流れを表したものです。最高裁判所を頂点とした日本の裁判所は、三審制をとっています。これは刑事裁判、行政裁判でも同様で

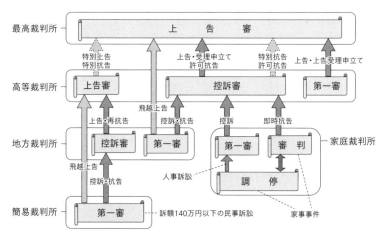

図 8-2　民事裁判の審級（田高寛貴ほか（2015）『リーガル・リサーチ＆リポート』有斐閣、p.70 より）

す。

　高等裁判所までを「下級審」といいます。下級審では、事実と法令の適用について審理し、判断が下されます。最高裁では事実関係の審理はされず、憲法に関する判断だけを行います。よって、最高裁の判決文だけを読んでも、一体どんな事件だったのかわからないことも多いです。

　法律学上、最高裁（旧憲法下では大審院）の「判例」は、先例として法に準じて実務を支配する強い力があります。なぜかというと、法律の条文が抽象的なことがあるからです。抽象的な言葉を解釈して、さまざまな具体的な事例に対応できるようにつくってあるのですが、そこで問題になるのが「条文の解釈が裁判所や裁判官によっていろいろだったら、提訴する裁判所（地域）によって違う結論が出てしまうかも」ということです。裁判官は、国そのものという立場で判断を行います。だれがどの事件を担当しようと、日本全国で同じ事件なら同じ判断がなされなければ不公平です。こうして、多くの事件は、先例である最高裁判例を参考に対応することが公平な裁判につながるということになります。ただし、最高裁判例に反する判断をしても違法な裁判ということにはなりません。

　生命倫理学の分野では、法が制定された当時は想定されていなかったよう

な技術が登場するなどして、初めて裁判になる事案が多くあり、三審制のなかでそれぞれ判断が分かれることもあります。たとえば、夫の死後に凍結精子で子を妊娠・出産し、その子の（死んだ夫による）死後認知（民法第787条）を求めて国を相手取り提訴した事案（以下「死後懐胎訴訟」といいます）が特徴的です。第一審（松山地判平成15年11月12日家月56巻7号140頁）は請求棄却、第二審（高松高判平成16年7月16日家月56巻11号41頁）は原告（子と代理人である母親）の請求を認容したものの、最高裁（最高裁平成18年9月4日第二小法廷判決民集60巻7号2563頁）は「死後懐胎子と死亡した父との間の法律上の親子関係の形成は認められない」としました。なお、環境倫理の分野では、公害訴訟で地裁・高裁によって判決が異なる事例が歴史的に多く見受けられます。

8-3　どうやって法律分野の資料を探すか

　法律を調べるなら六法全書や法律書が要る、というわけではありません。たとえば前述の死後懐胎訴訟については「親族法」とか「親子法」の教科書に載っていることもありますが、分量は十分ではないことが多いと思います。最初から法律について調べようとせず、目的のトピックについて生命倫理学の分野の文献や論文を探し、さらに法学の参考文献や、条文や判決例をピックアップしていくのが効率的でしょう。この点は第4章の手法を使ってください。

　気をつけてほしいのは、たとえば終末期について調べるときに、「リビング・ウィル」など自己の意思を伝える書面や手続きに関するハウツー本が答えを示していると勘違いしないことです。ハウツー本は1つの考え方でしかなく、レポートや論文にするには、より深い議論が必要になります。1人の作者・学者について深く論じる文学や哲学と違って、法学分野では複数の学者・判例（裁判例）の議論を考慮することが必要です。

　法学分野のもう1つの特徴として、紙ベースの文献にあたってコピーする必要がある資料も多いことが挙げられます。医科学系では海外の研究論文データベースなどを用いて最新の情報を手に入れることが重要ですが、法律学

では、実務上も、明治時代や大正時代の判例を参考に判決がなされていることがあるのです。

　生命倫理学のトピックに関して法学で取り扱う場合、「医事法」という分野で議論されていることがあります。「医事法」という法律はありませんが、医療や生命倫理に関していろいろな法令を取り合わせて議論される分野です。医事法に関する資料を以下に2件挙げます。

1　『年報医事法学』（日本医事法学会、日本評論社、1986年～）：日本医事法学会の学会誌です。巻末に、前年の医事法関連判決、関連文献の目録があります。テーマごとに整理されているのでわかりやすいです。

2　『医事法判例百選 第2版』（甲斐克則・手嶋豊編、有斐閣、2014年）：判例百選シリーズは法律分野別に刊行されています。この「百選」では医療事故訴訟はもちろん、研究倫理、生殖医療技術、終末期医療などさまざまな判例や判決例の解説を収録しています。もし議論されている法分野が明らかな場合、その百選をあたってみるのも1つの手です。たとえば先ほどの死後懐胎訴訟については、『民法判例百選Ⅲ　親族・相続』（水野紀子・大村敦志編、有斐閣、2015年）にも医事法判例百選とは別の解説が載っています。

　このような資料のなかで解釈され意味づけされた結論から、生データ（法令と判決文）を確認する方向に向かうとよいでしょう。

8-4　法令、条文、判例の調べ方

　先ほどから、裁判例を挙げるときに「松山地判平成15年11月12日家月56巻7号140頁」などと、一体なんだろう？　と思われているでしょう。長い法令名の略称もあります。これらの「法学分野の文法」を理解しつつ、必要な法令や判決文を探してみましょう。

　以下、ウェブサイトなどの表示は2017年12月現在のものです。

8-4-1 法令・条文を探す

　紙の六法（厚いものからコンパクトなものまで）や、有料の電子六法もあ

りますが、ここではインターネット環境があれば無料で使えるシステムを主に紹介します。

1 「e-Gov 法令検索」（総務省）http://elaws.e-gov.go.jp/

　法令条文中の語を検索できる「法令用語検索」、法令名の一部から全文を検索できる「法令索引検索」、法令名五十音索引などがあります。紙の六法はアップデートがほぼ年 1 回ですが、このシステムでは公布（官報掲載）後、だいたい 1 か月半で更新されます。

　たとえば、キーワードとして「薬害」が条文中に使われている法令を探してみましょう。まず「法令用語」タブを選んだうえで検索窓に「薬害」と入れて検索します。すると、「肝炎対策基本法」や薬害肝炎事件に関する特別措置法など 4 件が検索結果に出てきました。「肝炎対策基本法」の左端の「選択」ボタンを押すと、当該法律本文が出てきます。「薬害」というキーワードが前文に赤字で強調されているでしょう。前文は「こういう理由でこの法律ができました」ということを書く部分なので、事件名などの一般に知られたキーワードが書いてあることがあります。

　注意点としては、医学的なキーワードは略称ではヒットしにくいことと、このシステムは現在施行されている、有効な法令しか検索できないことです。たとえば薬害のうち肝炎でなくエイズについて書いてある法令を探したい場合、「エイズ」や「AIDS」や「HIV」を検索しても、関連性のある法令はあまりヒットしません。「後天性免疫不全症候群」や「ヒト免疫不全ウイルス」を検索する必要があります。またすでに廃止されている「後天性免疫不全症候群の予防に関する法律（平成元年 1 月 17 日法律第 2 号・通称「エイズ予防法」）」は、次の「日本法令索引」で検索することになります。

2 「日本法令索引」（国立国会図書館）http://hourei.ndl.go.jp

　残念ながら条文本文は収録していませんが、法案の審議経過、改正、廃止、条約承認案件情報などを収録しており、過去の法律や、後述 8-6 の「立法に関する議論」の資料を探すのにも役立ちます。これで沿革（成立、施行、改正、廃止年月日）を確認後、施行当時の六法全書等で探すか、または有料法令データベースで調べられる場合もあります。有料法令データベースには「Lexis AS ONE」（レクシスネクシス・ジャパン）、「Westlaw Japan」（ウェ

ストロー・ジャパン）、「D1-Law.com」（第一法規）、「Super 法令 Web」（ぎょうせい）などがあり、大学の図書館、法学部図書室などで利用できる場合があります。一方個人のサイトですが、「中野文庫」(http://www.geocities.jp/nakanolib/) という無料の戦前・戦中の法令データベースもあります。

3 省令、訓令、通知、公示等

・「官報情報検索サービス」（国立印刷局）https://search.npb.go.jp/kanpou/

　月額有料会員制サービスですが、1947（昭和 22）年から当日発行分までの官報に載った公布法律、条約、政令や府省令を検索できます。一方、「インターネット版官報」（国立印刷局）(https://kanpou.npb.go.jp/) では 2003（平成 15）年 7 月 15 日以降の官報 PDF を無料で閲覧できます。直近 30 日以前については、官報全文ではなく抜粋です。

　所管の法令に加えて訓令、通知等をデータベースにしてネット上に公開している省庁もあります。たとえば「厚生労働省法令等データベースサービス」(http://wwwhourei.mhlw.go.jp/hourei/) などがあります。

・「ライフサイエンスの広場」（文部科学省）http://www.lifescience.mext.go.jp/

　現行・旧指針も含めて、分野によりまとまった生命倫理上の規制に関する情報がみられます。文部科学省科学技術・学術審議会生命倫理・安全部会の議事要旨、議事録へのリンクもあります。

・「研究に関する指針について」（厚生労働省）http://www.mhlw.go.jp/stf/seisakunitsuite/bunya/hokabunya/kenkyujigyou/i-kenkyu/

　前述の文科省のサイトに加えて、「厚生労働省の所管する実施機関における動物実験等の実施に関する基本指針」なども載っていますが、廃止になった指針も同列に並んでいるため、注意が必要です。

4 国際条約について知りたい場合

　「子どもの権利条約」のように、法学者が書いた解説本がたくさん出ている条約もあります。もっと大きく条約の役割を知りたいという場合は「国際法」という分野の書籍などをあたってみましょう。

・「条約データ検索」（外務省）http://www3.mofa.go.jp/mofaj/gaiko/treaty/

　日本が締結している条約名のキーワード検索、分類（ジャンル）検索、締

結相手国地域・国名検索があり、二国間・多国間などで絞り込むことができます。検索結果の条約正式名称をクリックすると、PDFで日本語（外国語併記の場合もあり）の条約本文が表示されます。条約本文では、締結日・締結場所と日本における告示日などの沿革がPDFの最初に書いてあります。また、前述の有料法令データベースにも、日本が批准している条約を収録しているものがあります。

・「わが国が未批准の国際条約一覧（2013年1月現在）」（国立国会図書館調査及び立法考査局）http://dl.ndl.go.jp/view/download/digidepo_8196396_po_201203d.pdf?contentNo=1

　日本が批准していない条約については調べるのは、なかなか困難です。このネット上の無料PDF資料は貴重ですが、2017年12月現在アップデートがされていないため、注意が必要です。条約の定義、手続きや、和訳の仕方などの紹介があり、さらに本文表には未批准の理由（国会答弁）が載っているものもあります。条約本文にあたるには、さらに検索などを必要とします。

8-4-2　判決文を探す

　図8-3は「東京高判平17・1・27（平15（ネ）2910・判時1953号132頁）」（遺伝病の子どもが生まれる可能性を医師が伝えていなかったことに説明義務違反があったとして訴えた民事裁判）の略語図解です。

　判決が引用されるときには、1）裁判所名、2）裁判年月日（言い渡し日）、3）事件番号（省略されることも多い）、4）判決文（の一部）や解説が掲載されている資料出典（省略されることや、雑誌等に掲載自体されていないこともある）が記されます。5）裁判の内容（損害賠償請求控訴事件、殺人被告事件など）が併記されている場合もあります。より詳しく略語の意味が知りたければインターネット検索で調べるのもよいでしょうし、法令名と判例集等の略称については「法律文献等の出典の表示方法」（法律編集者懇話会著、2014年版）という資料がウェブ上で見られます。目的の判決文を探すために、1）～5）の確認は重要です。

1　裁判所名、判決の言い渡し日（年月日）がわかっている場合

・「裁判例情報」（裁判所）http://www.courts.go.jp/app/hanrei_jp/search1

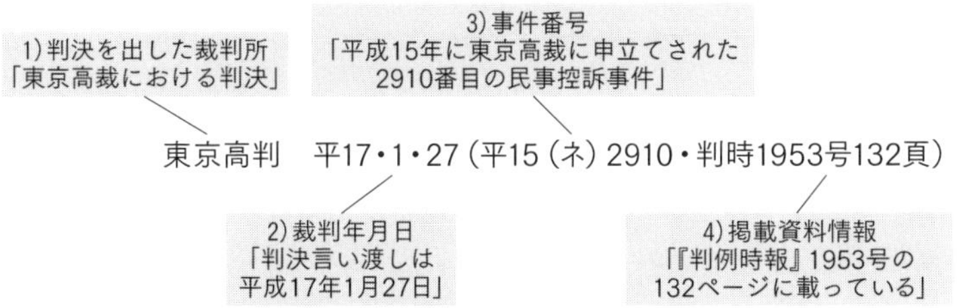

1) 判決を出した裁判所
「東京高裁における判決」

3) 事件番号
「平成15年に東京高裁に申立てされた
2910番目の民事控訴事件」

東京高判　平17・1・27（平15（ネ）2910・判時1953号132頁）

2) 裁判年月日
「判決言い渡しは
平成17年1月27日」

4) 掲載資料情報
「『判例時報』1953号の
132ページに載っている」

図 8-3　裁判例表記の略語図解（例）

　無料で利用できるデータベースです。裁判所名と裁判年月日（期日指定）で検索できます。判決全文の PDF もありますが、件数は限られており、実際に図 8-3 の「東京高判平 17・1・27」を検索しても、関係のない「知的財産裁判例」しか出てきませんでした。試しに 8-2-3 の死後懐胎訴訟の最高裁判決を検索してみると、同じ日に最高裁第二小法廷で判決された 4 件の事件が表示されました。このなかで目的の事件はというと、まず裁判内容を確認します。しかし同じ裁判所で同じ日に何件もの「損害賠償請求事件」の判決が出される場合もあるため、できれば事件番号や、原審（第一審または第二審）がどこの裁判所だったのか等も事前に確認しておくとよいでしょう。

・有料の各種リーガルデータベース

　代表的なものとして、「TKC ローライブラリー」（TKC）、「Dl-Law.com」（第一法規）、「LLI/DB 判例秘書 INTERNET」（LIC）、「Westlaw Japan」（ウェストロー・ジャパン）、「Lexis AS ONE」（レクシスネクシス・ジャパン）などが挙げられます。

　これらは先の有料法令データベースと同様、大学図書館や、法学部（法学研究科、法科大学院）図書室で法人契約されていて利用できます。また、都市部にある自治体図書館でも導入されているところがあります（千代田区立図書館、大阪市立図書館等）。

　有料データベースの収録件数は、前述の裁判所判決検索ウェブサイトよりも格段に充実しています。最新の判決が入るまでには少し時間がかかる場合もあるようです。1 つのデータベースで見つからなくても、別のデータベースに掲載されている場合もありますので、できれば複数のデータベースで確

認してみましょう。もう1つの利点は、裁判所ウェブサイトでは原審の裁判所名・判決年月日や事件番号から調べる必要があるのに対し、有料データベースでは最高裁判決文でわかりにくい事実関係について、「審級関係」欄などで第一審・二審の判決文にリンクが貼ってあるものがあることです。ただし、本文でなく事件内容とデータベース会社がまとめた判決要旨のみが載っている場合もあります。

　もしこれらのデータベースが使えない環境であれば、大学図書館や公共図書館で掲載誌の紙媒体を探すことになります。この探し方は第4章と同様です。

　新しい判決については、新聞記事、ニュース速報で概要が載っていることもあります。多くは裁判所名と判決日も確認でき、法学者の解説が添えられていることもあります。

2　判決日や裁判所名がわかっていない場合

　有料のリーガルデータベースでは、キーワード検索ができる場合が多いです。「HIV」と「ヒト免疫不全ウイルス」のように、同じ意味を表すいくつかの略語、専門用語でトライしてみましょう。

　もちろん、「国内ではまだ起こっていない、提訴されていない」事案も多くあるのが生命倫理の分野です。教科書では海外の事例が紹介されていることも多いでしょう。次に、海外の法情報の調べ方を少し述べますが、ここからはやや専門的な領域にふみ込みます。

8-4-3　外国の法令や裁判例を探す

　生命倫理学において、外国の制度や状況を確認するのは重要な研究手法です。日本と社会基盤や文化が異なる場所で人々がどのように生命倫理の問題を考えているのか、その思考の道筋や結論は、翻って日本のことを考えるうえでも有益だからです。

　しかし、実は法律の分野では国際的な研究が簡単にはできない側面があります。各国の法令は、その法律をつくった国の言葉で書かれており、各国の歴史と文化、政治体制をバックグラウンドにして議論が行われるからです。自然科学をはじめ他の研究分野において論文が主に英語で発表され、内容に

ついても専門分野ごとに言葉の解釈が決まっているのとは、だいぶ違います。

たとえば、「アメリカ合衆国」という国は連邦制で、州ごとに異なる法令をもっています。また刑法においては、日本では殺人罪は1つですが、米国では「謀殺」（murder）と「故殺」（manslaughter）という罪に分かれます。

裁判の仕組みも、各国・地域でさまざまです。もしどこかの国の法に興味があるのでしたら、まずその国や地域の文化と歴史に伴う、法の成り立ちを学ぶのがいいかもしれません。「EU法」「フランス法」等、日本語で書かれた各国法の入門書も出版されています。

入り口として有用なサイトや資料室などを以下に列挙します。

・国立国会図書館議会官庁資料室（東京都千代田区）http://ndl.go.jp/jp/service/tokyo/parliamentary/

サイトには各国の関連リンクがあります。また資料室は「約70ヶ国の議会資料および約150ヶ国の法令資料を所蔵」しています。

・京都大学大学院法学研究科附属国際法政文献資料センター（京都府京都市）http://ilpdc.law.kyoto-u.ac.jp/

サイトには欧米法制度・判例を中心に、資料の調べ方や入手方法を案内するリンクがあります。略語の解説もあり欧米法の学習者に有用です。

・アジア経済研究所図書館（日本貿易振興機構、千葉県千葉市）http://www.ide.go.jp/Japanese/Library/

アジア、発展途上国に関する資料が豊富です。議会資料などの一次資料もあり、当該地域の研究がしたい方にも有用です。

・The Free Access to Law Movement（FALM）http://www.falm.info/

世界50以上の組織（データベース）をつなげ、各国判例、法令などの法情報関連資料を無料で公開しようという取り組みのウェブサイトです。「List of members」リンクから、それぞれのサイトがどこの地域をカバーしているかがわかります。

これらの図書館やデータベースのほか、各国の大使館に問い合わせると、政府刊行資料を備えた資料室等がある場合もあります。

8-5　法令、条文、判例の読み方

8-5-1 抽象的な条文をどう読み解くか──「理由」の大切さ

　8-2-3で、抽象的な法律の条文の解釈の必要性について少し述べました。法廷では多かれ少なかれ、事実認定とともに条文解釈が行われます。たとえば医師法第21条で「医師は、死体又は妊娠四月以上の死産児を検案して異状があると認めたときは、二十四時間以内に所轄警察署に届け出なければならない」とあるとき、判決を出すときには、その「死体」が医師の診察していた患者でも届け出るべきか、「異状」とは具体的に何を指すかなどを定義することが必要になります。条文上の語の定義を判断することから判決が出されるので、法学的には判決文は結果（主文）よりも理由を読むことが大事なのです。

8-5-2 学説と判例の関係

　裁判実務による判断（特に最高裁判例）は社会においても重要な影響を及ぼします。では裁判例解説に出てくる法学者の「学説」はどうでしょうか。法学者が論文などで発表した意見を「学説」といい、判例と異なることをいっているものもよくあります。

　実は、裁判例と学説は互いに影響し合っています。これまで裁判されたことのないような事例にぶつかったとき、裁判官はさまざまな学説を参照し、理論として頼りにします。一方、裁判実務は学説の世界に「裁判例」という「考える素材」を提供するのです。理論的な議論をするうえでは、その裁判例に関するさまざまな学説（解説）も読み飛ばさないことが大切です。

8-5-3 判決文の特徴と章立て

　表8-1に挙げるように、最高裁と下級審では判決文の書き方が少々異なります。下級審の判決文の方がよりシステマティックで長く、最高裁判決文は逆に1ページにも満たないことさえあります。

　下級審の「理由」を読んで事実関係を整理するには、人の関係図、時系列の表などをつくると理解しやすいでしょう。このとき、各当事者が主張して

表 8-1 最高裁・下級審判決文の構成

下級審判決文の構成

・主文
（原告の請求に理由がない場合「請求棄却」。
原告の請求を認める場合「被告は、原告に対し〇万円を支払え」、など。）

・事実および理由
第1 請求の趣旨
（民事裁判の場合、原告がどのような請求をしているのか。控訴審では「控訴の趣旨」と書かれる。）
第2 事案の概要
1 争いのない事実
（または「前提となる事実」。）
2 争点
（または「争点及び争点に対する当事者の主張」。
原告・被告がそれぞれ主張したことにすぎず、この部分は裁判所が事実として認定したわけではないので注意。）
第3 当裁判所の判断
（または「争点に対する判断」。裁判所の事実認定と、結論に至った理由。）

最高裁判決文の構成

・主文
（原判決を支持する場合「上告棄却」。
原判決を支持せず、原判決の認定した事実から原判決に代わる判決をする場合「破棄自判」。
原判決を支持せず、追加の事実審理が必要な場合「破棄差し戻し」、など。）

・理由
（上告ないし上告受理申立ての理由、
原審の確定した事実の概要、
原審の判断の要約、
最高裁判所の判断、
場合により補足意見、反対意見、意見（少数意見）……などが、判例によって必要な部分のみ書かれる。）

いる事実と、裁判所の認定した事実とをきっちり分けることが重要です！

　最高裁の判断は裁判官の合議制で、「主文」（結論）と「理由」は多数決で決められます。判決とは別に、裁判官個人の見解として、少数意見（反対意見、補足意見、意見、という表記もあります）が「理由」の中につけ加えられることもあるのですが、この少数意見を読むことも問題点を把握するのに役立ちます。

　ちなみに、判例集などにおける「判決（決定）要旨」は判決を書いた裁判官自身がまとめたものではなく、第三者が解釈して書いたものです。要旨は要旨でしかなく、まれな例として、裁判の意味するところと食い違った要旨が示されていることもあるようですので、気をつける必要があります。

　戦前の最高裁である大審院のカナ交じり文については、読みやすくするプログラムサイト「韋駄天」（名古屋大学、http://www.kl.i.is.nagoya-u.ac.jp/idaten/）もあります。

8-6　どのように法律・規制ができたかを調べるには

　そもそも、どうしてその法令ができたのか、どのような議論を経たのか、という法政策的な疑問に関しては、国会での議論や、立案過程の委員会や審議会などの資料にあたる必要があります。

8-6-1 国会における法律の審議
・国立国会図書館「日本法令索引」http://hourei.ndl.go.jp/
　「法律案」検索の「件名」検索窓に試しに「臨床研究」と入力すると、2件ヒットしました。「臨床研究法案」の「審議経過」リンクを押すと、衆議院厚生労働委員会議録へのリンク付きで、立法府での審議過程がわかります。右側の狭いウインドウにテキストが現れますが、PDFのダウンロードも可能です。また本文についても、下記の両院ウェブサイトへのリンクが貼られている議案もあります。「臨床研究法案」は第 190 回衆議院厚生労働委員会で審議された内閣提出法律案であることがわかりました。
・衆議院「議案」http://www.shugiin.go.jp/internet/itdb_gian.nsf/html/gian/menu.htm
　上記で法律案の審議状況を確認し、第何回の議院で議論されているのかがわかったら、第 142 回国会以降であればこちらで法律案そのものを見ることができます。臨床研究法案が審議された「第 190 回国会（常会）」を選択すると、多くの法案が表になっています。スクロールしてみると「閣法」の一番下に臨床研究法案がありました。審議状況は「衆議院で閉会中審査」、経過情報、本文情報へのリンクがあります。国会で修正が行われた場合はその修正案も掲載されています。ちなみに次の国会を順に確認していくと、第 193 回国会で審議状況が「成立」に変わっていました。参議院「議案情報」サイトでも同様に審議状況の確認が可能です。

8-6-2 各省における法政策の検討
　生命倫理のトピックに関連する事項を法的に所管するのは、多くの場合厚生労働省ですが、研究に関しては文部科学省、遺伝子検査など企業がかかわ

る可能性のあるものは経済産業省、など、さまざまな省庁が法政策の審議をしていることがあります。たとえば生殖補助医療技術に関しては厚生労働省だけでなく、親子法の改正が必要になる可能性があることから、法務省でも議論が行われてきています。

　省庁が関連する業界団体の代表や専門家などを集めて、必要な法政策について議論する場を「審議会」「研究会」などといい、各省のウェブサイトに議事録を載せていることがあります。最初はそれぞれの省でばらばらに議論して、途中から合同の審議会が始まることも多くあります。これらを通して読むのは大変骨が折れることですが、議論がなされた当時の問題整理や、専門家や国（行政）の考え方を知るにはとても役立ちます。

8-6-3　ガイドラインなどのでき方

　前述の通り、生命倫理に関する規制は「ガイドライン」や「指針」で運用されていることがほとんどです。「ガイドライン」や「指針」に関する審議も、その議論の過程をウェブ上で確認することができます。なお、各学会のガイドラインや指針に関しては、各学会のウェブサイトに掲載されていることが多いですが、審議の過程は省略されていることもあります。

・厚生労働省「審議会・研究会等」http://www.mhlw.go.jp/stf/shingi/indexshingi.html

　厚生労働省関係の審議会等の議事録、資料等へのリンクがあります。このうち、生命倫理に関する問題は、多くは「厚生科学審議会」で議論されています。

・文部科学省「ライフサイエンスの広場・審議会」http://www.lifescience.mext.go.jp/council/index.html

　文科省が所管する研究分野についての委員会、作業部会などの議論が読めます。

　その他省庁ウェブサイトにおいても、審議会情報が公開されています。

8-7　生命倫理学に関するトピックの法学的な調査例

　最後に、法学の視点で1つのテーマを追う道筋を例示します。

　Aさんは生命倫理のゼミで「代理母」というテーマを扱うことになりました。ほかの人が人類学や心理学、ジェンダー学、貧困問題やリプロダクティブ・ヘルスの観点で発表するというので、仕方なく、とっつきにくくておもしろくなさそうな法学的視点で調べることになったとします。でも、一体なんの法律が関係しているのかも知りません。

　簡単に自宅でネット上で得られる情報でお茶を濁そうと考えましたが、「代理母」と検索すると、代理出産エージェントの広告や、有名人・セレブのゴシップ、不妊患者向けのブログ、掲示板などが数ページにわたって続き、法的な論点については「日本では規制されていて難しいので海外で安くサービスを利用している」「でも有名人の裁判では国内での法的な親子関係は認められなかった」、ぐらいの情報しか得られませんでした。代理母の分類や大体の論点はなんとなくわかりましたが、これだけでは発表が1分で終わってしまいます。

　現在進行中の問題だけにWikipediaでは新聞記事などの出典も多く、検索してみてウェブ上で無料で読めない分は大学や自治体の図書館でダウンロードします。図書館のホームページを見てみると所蔵検索ができたので、試しに貸出可能な参考文献をチェックしてみました。キーワード検索をする場合のアドバイスですが、幅広く「生殖医療」「生殖補助医療（技術）」に関する本も探してみましょう。「代理母」と検索するよりは、きっと多くの関係資料が得られます。医学書や妊活のムック本、ジャーナリストのルポルタージュなどに混ざって、生命倫理学に関する専門書も引っかかってくると思います。たとえば『シリーズ生命倫理学 第6巻 生殖医療』（菅沼信彦・盛永審一郎責任編集、丸善出版、2012年）というような、丸々1冊、総合的に生殖医療に関する倫理問題について書いてある概説書を見つけたらしめたものです。先生に参考図書を教えてもらうのも簡単でよいですが、自分で「有用そうな資料」を発見した瞬間のわくわく感も、文献調査の楽しみです。

　この本の目次を確認すると、第3章に「代理出産の是非をめぐる問題—倫

理・社会・法的視点から」（仙波由加里、45-64頁）という章タイトルがありました。法的視点！　参考になりそうです。ほかにも読むと役立ちそうな章がありますが、時間がないＡさんはとりあえずこの部分だけ読むことにします。歴史的な事例、規制の議論などについて大まかには把握できました。ただ、この章の内容だけをまとめて発表しても法的視点からの部分は足りませんし、「概説の引用のみで構成されている。根拠資料不足」として可の評価さえもらえるかどうか微妙なところでしょう。

　元資料や根拠を調べることの大切さについてはゼミで学んでいたＡさん、この資料のなかから、さしあたって「法学的視点っぽい部分」をピックアップしてみることにしました。米国の「ベビーＭ事件」の州最高裁判決（1988年）など、海外の法的状況に関する資料を探すのは、英語が苦手なのでできればやりたくありません。そこで、日本国内の「法学的視点」に限定することにしました。立法の議論については、厚生労働省厚生科学審議会生殖補助医療部会（2001～2003年）や、法務大臣及び厚生労働大臣の依頼による日本学術会議「生殖補助医療の在り方検討委員会」（2006～2008年）が挙げられています。また日本産科婦人科学会の「代理懐胎に関する見解」（2003年）が国内の規制の原因の１つであると確認し、これらのワードをインターネット検索すると、議事録や報告書、会告本文を見つけられました。しかし、どの審議会・検討委員会も議事録の量が膨大すぎて手をつけられそうもありません。Ａさんは、法政策的な議論を調べるのは後回しにすることにしました。

　ところで、Ａさんが最初にインターネット検索したときは「代理母」「代理出産」と検索したのですが、どうやら「代理懐胎」という言葉もあるようです。懐胎とは妊娠のことです。代理懐胎でウェブ検索してみると、前のキーワードよりもっと学術的・法的な議論をしている論文などが出てきました。議事録を読むのはあきらめましたが、本書第4章で紹介したCiNii Articles も検索して、ウェブ上に公開されている論文はいくつか見てみることにしました。

　また概説書に戻ると、婚姻カップルが米国で代理懐胎の契約をして子どもを得て日本に戻り、法的な実親子関係の認定を求めた２つの事例が紹介され

ていて、注に「最高裁判所平成 19 年 3 月 23 日判決、事件番号平成 18（ラ）27」などと書いてありました。ではこれを手掛かりとして、8-4-2 の裁判所ウェブサイトや、図書館の判例データベースなどで検索してみましょう。原審の情報も出てきたら、それも検索すればより詳しい事情が判明します。ちなみに、この裁判の裁判所ウェブサイトの検索結果画面での事件内容は、「市町村長の処分に対する不服申立て却下審判に対する抗告審の変更決定に対する許可抗告事件」となっていました。ずいぶん長くてわかりにくい事件内容ですが、これは、代理懐胎依頼者を母とした出生届の受理を拒否したのが市町村で、その長に対する不服申し立てが最高裁まで争われた事件であるということを表しています。

　判決文を読み進めていくと、「我が国の民法上、母とその嫡出子との間の母子関係の成立について直接明記した規定はないが」としつつ、この最高裁判決は民法第 772 条 1 項や「産んだ女性が母である」という最高裁昭和 37 年 4 月 27 日第二小法廷判決（民集 16 巻 7 号 1247 頁）などを元にして示されたことがわかります。根拠となった古い判例ではどういう経緯で母子関係を争うことになったのか、判決の理由まで同様に調べておくと、「よく調査した感」が出るかもしれません。

　ここで、代理懐胎で問題になるのは民法（親族法）であるということがわかりました。しかし最高裁はさらに、代理懐胎契約を行った現地の法令と日本の法令が合わないことから「民事訴訟法 118 条 3 号」や「法の適用に関する通則法 28 条 1 項」が適用されると書いています。特に後者は耳慣れない法律なので、判決文に出てくる条文を 8-4-1 のサイトなどで探してみましょう。また法律名を Google の検索窓に入れると、「国際私法」（ここでは、外国での契約自体の有効性や、外国で生まれた子の日本における親子関係、国籍など）の問題点につながることがわかります。もし時間があったら、国際私法に関する本も見ておきたいところでした。

　Aさんは 8-5-3 の表 1 を参考に原審や最高裁の判決文の内容を分析して、事件内容と、原告と被告それぞれの主張、裁判所が認定したことを分類してみました。また、なにが法学的に大事なポイントなのかを絞るために参考になるものがないか、図書館で法学分野の棚を探しました。その結果、早川眞

一郎「外国における代理出産によって出生した子の出生届」（水野紀子・大村敦志編『民法判例百選Ⅲ 親族・相続』、70-71頁）という判例解説をゲットできました。この判例百選の判例解説や他の論文を読んでいて、生殖医療技術に関する法的な議論は「そのような技術を社会として認めてよいか」という政策的・規制法の問題と、「法的親子関係をどう認定するか」という親子法の問題に分かれているということにAさんは気づきました。

　厚生科学審議会生殖補助医療部会と同時期に並行して、法務省法制審議会生殖補助医療関連親子法制部会の議論が行われていたのは、前者が規制法、後者が親子法の問題を議論するためだったのです。これらの審議会の議事録を少しでも読めば、最初からその枠組みで審議会が設置されたことがわかったことでしょう。

　最高裁の判例は代理懐胎で得た子と依頼者女性の法的母子関係を認定しませんでしたが、このような生殖補助技術に対する立法が必要だとしています。判決文には「補足意見」が付いているので、論点を整理しながら読んでみると、裁判官も悩みながら結論を出したことがよくわかると思います。法的視点で調査を行う場合、もし可能であれば、解説者の得意分野や考えも反映されている判例解説だけですませずに、元の判決文を読むことをしてみてください。「法律は融通が利かない！」、というだけでなく、法というシステムを動かしているのも人であると感じとれることでしょう。

8-8　おわりに

　生命倫理学の議論においては、法律や裁判例は、前提情報として簡単にふれられていることが多いかもしれません。または、「このとおりにしていれば法的・倫理的に問題ない」とガイドラインや法令がマニュアル的に扱われている場合もあるでしょう。しかし、この章で述べてきたように、法令には解釈が必要な部分が残してあり、それによって裁判でもめることもあります。新しい技術ならなおさら、法整備が十分ではないうちに、倫理的に議論されるべき事例が起こることも多くあります。

　たとえば、2009年の改正臓器移植法において親族への優先的な提供が認

められたのは、ドナーカードの余白に「親族に腎臓を提供したい」と記入していたドナーの事例があったからでした。これは旧法が想定していなかったことだったのです。一方この改正のときに、「もしかすると、病気の親族を助けたくて脳死になろうとする人がいるかもしれない」ということで、自殺行為によって脳死に至った人は、指針（ガイドライン）に基づき親族に臓器提供できないことになりました。

　法学ではいろいろなケースや条件を仮定して論じられ、それが法整備や判例につながります。法学分野を学ぶことで得られる、「現実的なことから突飛なことまで想像する力」は、きっと生命倫理学を学ぶうえでもとても役に立つはずです。

（遠矢和希）

9 | 価値について議論する

9-1 自分の意見について書くために

　これまでの章でもみてきたように、生命倫理学にはさまざまなアプローチがあります。問いの立て方についていえば、実際の状況について論じる「記述」と、あるべき原則を考える「規範」の2つのタイプに分かれます（第2章参照）。この章では「規範」の観点から、価値について議論する方法を取り上げます。

　たとえば移植用の臓器を売買する行為について、「臓器売買は禁止すべきだ」という意見もあれば、「臓器売買を禁止するのはおかしい」という人もいます。また、人工妊娠中絶をめぐっては、「中絶は禁止したほうがよい」という立場と「中絶を禁止するのは望ましくない」という立場が対立しています。こうした問題について自分の意見や主張をもっている人、是非について直接論じたいと思う人も多いことでしょう。「いやいや、別に意見も主張もないよ」という人でも、生命倫理の授業で「○○について是非を論じよ」という課題が出されれば、なんらかの主張をしなければなりません。では是非を論じるには、どのような手順で作業を進めていけばよいのでしょうか。

　まず、課題に関係する入門書を読み直します。そして特に、同意するところ、反対するところ、疑問点を取り出します。著者の主張に「賛成」なのか、「反対」なのか、「一部賛成（反対）」なのか、賛成・反対いずれにしても、その理由はなんなのか。どの根拠に疑問があるのか、またはどの根拠が正しいと思ったのか、それらをすべて書き出してみます。

　もしかすると、文献の主張も根拠もすべて、どこにも引っかからずに「そ

の通りだ！」と思った、という人もいるかもしれませんね。自分では経験が
ないほど広く深いレベルで問題を考えている人の文章に対して、「疑問」や
「反論」を出すのはなかなか難しいものです。

　その場合の対処法は２つあります。第一の対処法は、自分が読んだ文献の
主張とは反対の主張をしているもの、つまり反論を読むことです。反論を読
めば、こちらにも「なるほど」と思う部分があるかもしれません。そうする
と、賛否両論について、それぞれどの部分について説得力があると考えたの
か、そしてそれはなぜか、という問いを設定することができます。反論のほ
うが納得できると思った場合には、元の文献の主張のどこがなぜ間違ってい
ると考えるのか、という問いを立てることができます。あるいは、反論を読
んでみたけれど説得力を感じなかった、ということもあるかもしれません。
その場合は、反論のどこがなぜ間違っているのかを考えます。

　第二の対処法は、なぜ「その通りだ」と思ったのかをもっと掘り下げて考
えるという方法です。完全に説得されてしまったとしても、著者の主張や根
拠づけのどの部分にもっとも説得力があったのか、そして自分はなぜそう感
じたのか、を考え直すことはできるでしょう。自分自身の考えを細かく掘り
下げていくわけです。

　私は第一の対処法、つまり反対の主張をしている議論を読むことを勧めま
す。そのほうが勉強になりますし、遠回りのようでいて結局早く答えが見つ
かると思うからです。でも、ある議論に完全に説得されたとしても、第二の
対処法を使い「なぜ○○についてのだれそれの議論に説得力があるのか」と
いう問いを立て、考えることもできます。

　次に、あなたが自分の意見を主張する形で、論文を書く場合を考えてみま
しょう。あなたの課題は、この意見に賛成するように読者を説得することに
なります。でも、是非についてどうやったら説得できるのでしょうか。たん
に意見や主張を出すだけでは、それに疑問をもつ人を説得することはできま
せん。たとえば、あなたが「人工妊娠中絶を禁止すべきではない」という意
見をもっていたとします。それに疑問がある人は「なぜ？」と問うでしょう。
あなたが論文を書いているとき、具体的な相手が目の前にいるわけではあり
ません。でも論文を読む人は、あなたの文章を１つ１つたどりながら、議論

の道筋を見極めようとします。是非にかかわる文章を書く場合は、必ず自分の意見や主張に反対の人を想定して、その人を説得することを目指して書きましょう。

　ここで、あなたの課題を達成するために必要なプロセスをごく大雑把に書くと、次のようになります。

　　1　問題を理解し、メモをつくる。
　　2　文献を読む。
　　　(1)　自分の意見に近い、または同じ主張をしている文献を読む。
　　　(2)　自分の意見と反対の主張をしている文献を読む。
　　　(3)　(1) の文献も使いながら、(2) の文献に対して反論を考える。

実際に論文を書く際の主な作業は、2 の「文献を読む」になりますが、そこでは (1) だけでなく、反論を想定した (2) と (3) も不可欠です。それはなぜでしょうか。第一に、(1) の文献を読めば気づくと思いますが、是非を論ずる議論では、反対の主張に対する批判を通して必ず理由が示されているからです。自分とは反対の主張に対する反論や批判を含まない議論は、特に是非を論じる議論の場合にはほとんど存在しません。第二に、自分の意見に近い主張をしている文献を読むことは勉強にはなりますが、それだけでは、その内容をたんに繰り返すだけになってしまいがちだからです。自分と似た主張をしている議論に対して人は甘くなりがちなので、その主張の根拠が本当に正しいかどうかを、距離をとって検討することは難しいのです。自分になにか主張がある場合には、むしろ反対の立場の文献を読んで、それに反論していくというやり方をとるほうが、議論を進めやすくなります。

　以下では、是非を論じる論文を書くために、1) 問題を理解するためにメモをつくり、2) 文献を読むプロセスを順に説明していきます。

9-2　文献を読む前に

　あなたは、たとえば人工妊娠中絶にはなんの問題もない、という意見をもっており、それを論文の主題にしたいと考えているとします。あなたがなぜ

そのような立場をとるのか、なぜそう考えるのか、その理由を示すことが、論文を書く際の主な作業になります。

その準備として、文献を読む前に白紙のメモ用紙などに、あなたが理由だと思うことを書いてみましょう。「人工妊娠中絶には問題はない」という主張を支える理由として、「なぜなら」という言葉から始め、考えつくかぎり書いていきましょう。複数の理由が書けたら、できれば、それぞれの理由について、矢印を使って関係を書き加えてみてください。最初から矢印を使って、根拠→さらにその根拠→……、というように書ける人はそうしてください。この作業から、あなた自身がいま考えている範囲で、重要な理由とはなにかがわかってくると思います。それは複数あるかもしれませんし、相互につながっているかもしれません。このとき、自分に反対の立場の人に話すときに使うためのメモをつくるつもりで書くとよいと思います。

このメモは、実際に論文を書く際に使えるかどうかはわかりませんが、もし使わなかったとしても意味があります。いきなり文献を読み始めるのと、たとえ短時間でも、一度自分で考えてみてから文献を読むのとでは、読み方が変わってくるからです。自分で考えてみてから文献を読むと、自分の考えと対比して読むことができるので、頭に入ってきやすいですし、引っかかるところも出てきやすいのです。文献を読むことを通して、最初の自分の考えが修正されることもあるでしょうし、せっかくメモをつくっても論文には使えない、ということになるかもしれません。それでも自分で一度考えてみると、思考のための手がかりのようなものができるのです。

これは、文献を読んでしまってからでも有効です。一度本を閉じて、文献に頼らずにあらためてメモをつくることで、すでに知っている情報が自分のなかでどのようにつながっているのかを再確認できますし、疑問点が新たに明確になることもあるからです。

また、その問題について漠然としたイメージしかもてなかったり、あまり実感がない場合には、具体的なイメージをもつために時間が許すかぎり、映画やドキュメンタリーを見たり、小説や当事者の人のエッセイ、社会学のインタビュー調査、現象学の記述（コラム2参照）などを読んだりしてほしいと思います。特に、「是か非か」にかかわる論文を書く場合は、実際に調査

したりすることはないと思いますので、間接的にでもいわゆる「現場」を知ることは重要です。人工妊娠中絶をはじめとして生命倫理の問題はその多くが、実際に生きている人たちが直面している問題です。是非論は人々の経験に対する評価や価値判断を含みますが、私たちは頭で考えているだけでは、その問題の切実さを実感することはなかなかできません。「経験しないとわからない」とまではいいませんが、実際に問題に直面している人の悩みや苦しみを知ることは、課題に対する関心を高めることになりますし、議論の読み方も変わってくると思います。具体的な当事者の声を聞いて初めてわかることがあるでしょう。どんな映画や本がいいのかは、先生に聞けば教えてもらえると思います。

9-3　文献を読んで論点を確認する

　以上で具体的なイメージをある程度つかんだうえで、自分の考えについてのメモをひとまずつくることができました。次にいよいよ、文献の読解に取りかかりましょう。人工妊娠中絶の是非についての倫理学的な議論はこれまで非常に長く行われていて、実はいまだに決着がついていません。

　あなたは、人工妊娠中絶を擁護するという立場に立っているとします。そうなると、中絶反対論の根拠や理由を吟味する必要があります。是非や良し悪しについての主張は、いくつかの理由から導き出されているので、その理由を明確に取り出して、それを吟味するわけです。実際には文献を読んでから、自分で議論を組み立て直すことになりますが、以下では、ごく簡単に代表的な議論を紹介しておきましょう。ポイントを繰り返しておくと、「是非にかかわる結論を支える理由に説得力があるかどうか」が問題になります。

　まず、「中絶反対」とはどういう立場でしょうか。それは、中絶という行為を「してはならない」という立場ですよね。では、その結論を支える理由にはどんなものがあるでしょうか。もちろん、「中絶は悪いからだ」ですよね。では、なぜ悪いのでしょうか。まず、「中絶は胎児の命を奪うことだから」という理由が思いつきますね。なぜ胎児の命を奪うのは悪いのでしょうか。それを考えていくと「胎児は私たちと同じ人間であり、人の命を奪うの

は悪いから」という理由に行きつくと思います。

　中絶反対論の議論にはさまざまなものがありえますが、もっともシンプルには、次のような論証に整理できます。

　　前提1　受精の瞬間から、胎児はほかの人間と同じ、生命に対する権利をもった人間である。
　　前提2　人間の命を奪うのは不正である。
　　前提3　中絶は、胎児（＝人間：前提1より）の命を奪うことである。
　　結論　　ゆえに、中絶することは不正である。

　前提1と2は順番を変えても成り立ちますが、以上を簡単にいい直すなら、前提1は「胎児は人間である」で、前提2は「殺人は不正である」となり、前提3は「中絶は殺人である」となります。これらから「中絶は不正である」という結論が導き出されることになります。

　このような論証に対して、あなたは人工妊娠中絶は許容される、つまり中絶してもよいと、反論しなくてはなりません。人工妊娠中絶を擁護するには、いまの前提1〜3のどれかを否定する必要があります。このどれかが否定されるなら、「中絶することは不正である」という結論も否定されます。すでに自分なりの理由をメモに書いていると思うので、それと以下のような議論がどう対応しているか考えてみてください。

　まず、前提2に対する否定論で有名なのがジュディス・トムソンの議論です。このトムソンの論文はその後の人工妊娠中絶の是非論にすごく大きな影響を与えました。

　もし、前提1を受け入れて、仮に胎児と人間が同等だとしても、前提2か前提3を否定することができれば、それだけで結論を否定できます。しかし一見、前提2や前提3を否定することはほとんど無理のように思えます。人の命を奪うのはほぼつねに不正であると思えるし、前提1を受け入れるならば、中絶は人の生命を奪うことだとしかいえないと思えるからです。これに対して、トムソンは次のような有名なたとえ話を出しています。

　　次のように想像してみてほしい。朝、あなたが目を覚ますと、意識不明

のヴァイオリニストと背中あわせにつながれた状態で一緒にベッドの上にいた。意識不明の有名なヴァイオリニストだ。彼が命にかかわる腎臓病であると判明したため、「音楽愛好家協会」の人々は入手しうるあらゆる医療記録を調べあげ、血液型が適合し彼の命を救えるのはあなたしかいないことをつきとめた。そこで彼らはあなたを誘拐し、昨夜のうちにヴァイオリニストの血管をあなたの血管につなぐことで、あなたの腎臓を使ってヴァイオリニストの体内の老廃物を濾過できるようにした。……この状況を受け入れることは、あなたの道徳的な義務だろうか？もちろん、受け入れるのであれば、あなたはとてもすばらしい人だし、たいへん親切なことである。だが受け入れ<ruby>ねばならない<rt>・・・・・・</rt></ruby>のだろうか？

（ジュディス・ジャーヴィス・トムソン「人工妊娠中絶の擁護」塚原久美訳、江口聡編・監訳『妊娠中絶の生命倫理―哲学者たちは何を議論したか』勁草書房、2011年、13頁）

　これは現実的にはありえない状況です。では、トムソンはなぜこの仮想事例をつくったのでしょうか。それは、中絶反対論の前提1を受け入れ、胎児を成人（ここではヴァイオリニスト）とまったく同等であるとしたうえで、他人の命を維持するために多大な身体的負担と不自由を強いられてもよいのか、ということを読者に考えさせるためです。もし、「このヴァイオリニストを助けるために数か月ベッドで過ごすべきだ」といえないのであれば、胎児の生命を維持するために妊娠を継続し出産することを強制すべきだともいえない、ということになるのではないか。そして、ほとんどの人は強制すべきだとはいえないと考えるはずだ。このたとえ話が示しているのは、そういうことです。

　もちろん、このトムソンの議論にも批判はありますし、さらに考えるべき点はありますが、ある主張を批判するためには、それを支える理由を批判することが重要だということはわかると思います。

　他方、前提1、つまり「受精の瞬間から、胎児は他の人間と同じ、生命に対する権利をもった人間である」という主張を否定する議論もあります。前提1が否定されると前提3も成り立たなくなりますので、前提2が正しくて

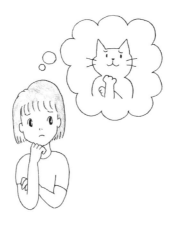

も「ゆえに、中絶することは不正である」という主張を導くことはできません。

　この方向性で中絶を擁護したことで有名なのは、マイケル・トゥーリーの議論です。トゥーリーによれば、生物学的にヒトであるからといって、それを「ひと（person）」と同等の権利をもつものとして扱うべきだ、といえる十分な理由にはなりません。トゥーリーによれば、生物学的にヒトであるかどうかよりもむしろ、その者がもっている「ひと（person）」としての能力が重要になります。能力が重要だ、という議論を展開するために、トゥーリーは次のような仮想事例を挙げています。

　　遠い将来、ある化学物質が発見されたとしよう。この物質は子猫の脳に注射すると、その子猫に人間が持っているような脳を備えさせ、結果として成人の人に特徴的な心的能力のすべてを備えた猫にする。そのような猫は考え言語を使用することなどができるだろう。さてそのような状況においては、ホモサピエンス種の一員には生命に対する重大な権利があるとみなしながら、そのような発達の過程を経験した猫に生命に対する重大な権利はないとみなすことは、道徳的に擁護できるものではないのは明らかだろう。すなわち、ここには道徳的に重要な違いは存在しない。（マイケル・トゥーリー「妊娠中絶と新生児殺し」神崎宣次訳、『妊娠中絶の生命倫理』同上、108-109 頁）

つまり、生命に対する重大な権利は生物の種には関係なく、心的能力など
が重要だということです。なお厳密にいえば、トゥーリーの議論は「ある能
力をもつならば、（同じ種ではなくても）権利をもつ」、ゆえに「ある能力を
もたないならば、（同じ種であっても）権利をもたない」という「論証」で
はありません。「AならばB」といえるからといって、「AでないならBでな
い」とはいえないからです。だからこれだけでは、前提1を否定することは
できませんが、トゥーリーは、これ以外にもいくつかの議論を経て、前提1
を否定するような議論を組み立てようとしています。このトゥーリーの議論
についても批判はありますが、いずれにしても、これらは倫理学的アプロー
チの1つの典型的なやり方だといえるでしょう。

　これらの議論の特徴をまとめると、ある価値判断にかかわる主張について、
それを「結論」とする推論として整理し、その結論を支える理由（前提）が
適切なものかどうかを吟味する、ということになります。その方法にはさま
ざまなものがありますが、典型的な方法としては3つあります。

　第一の方法は、価値判断が事実に依拠している場合に当てはめることがで
きます。その場合には、その事実が本当に判断の基準になるのかどうかを問
うことができます。事実が価値判断の根拠や理由になるのかどうかについて
は諸説ありますが、なにものかが生物学的にヒトであるとか、苦痛を感じる
といった事実があるならば、その存在には配慮すべきだ、という主張を否定
はできないでしょう。たとえば、前提1の「受精の瞬間から、胎児はほかの
人間と同じ、生命に対する権利をもった人間である」という文では、「受精」
という事実——より正確にはある対象が受精卵であるという事実——が権利
をもつかどうかの基準になっています。これに対しては、なぜ受精が生命に
対する権利を生じさせるほどに重要な事実なのか、と問うことができます。
トゥーリーの議論はその方向での議論です。

　第二に、条件抜きで述べられている事柄について、本当にどんな場合でも
例外なくその議論が当てはまるかどうか、を問うことができます。実は特定
の限定された場面でしかいえないことを、あたかもすべての場面で成立する
かのように述べることで、議論全体に説得力をもたせていることがあります。
この場合、本当にすべての場面で成り立つのかどうかを確かめる方法が有効

です。たとえば、前提2の「人間の命を奪うのは不正である」には、特に条件は付いていませんので、条件なしの主張として解釈できます。したがって、つねにどんな場合でもそういえるのか、と問うことができます。もし条件付きでしかいえないとすれば、そこから導かれる結論も条件付きでしか成り立たないことになり、結論を主張できる範囲は狭まります。トムソンのヴァイオリニストのたとえ話についていえば、人の命を奪うことになる行為であっても、不正だとはいえない場合がある、と解釈し直すこともできます。

　第三に、既存の倫理学理論との整合性を考えるという方法もあります。代表的とされる倫理学理論には、功利主義・義務論・徳倫理の3つがあります。功利主義とは、関係者の幸福の量を結果的に最大にするような行為や法が正しい、という立場です。幸福の量をどうやって測定するのかなどの問題はありますが、たとえば人工妊娠中絶については、中絶を望む女性や胎児に与える影響をどのように計算するかが問題になります。一方義務論にとっては、行為の結果はどうでもよく、行為者の動機だけが重要です。動機の中身としては、自分と他者の人格を等しく尊重すべき、という義務に従おうとする動機が正しいとされます。義務論で人工妊娠中絶を考えるとすると、人格とはなにかが大きな問題になります。もしなんらかの知的・心的な能力があることを「人格」の条件だとすると、胎児は人格ではないということになりますが、果たしてそういえるのかどうかが問題になるでしょう。3つ目の徳倫理は、行為の結果でも動機や意図でもなく、行為者の性格に注目する議論です。徳倫理は、個々の具体的な行為について「正しいか否か」の二者択一式で問うような発想自体を斥けて、誠実さ、優しさなど優れた人格を構成するさまざまな要素を多元的に使って評価しようとします。徳倫理からすれば、人工妊娠中絶は是か非かという二者択一の問い方自体を考え直すように促されるでしょう。そして、個別具体的な事情によって善し悪しの程度は変わる、という複雑な議論になることが多いと思います。

　生命倫理の諸問題は既存の倫理学の理論をあてはめるだけでは答えが出にくい問題が多いですし、理論的には対立していても具体的な問題については同じ結論になることもあります。でも、ここで取り上げたような倫理学理論を知っていれば、それらを参考にすることはできます。

9-4　考えたことを書く

　さて、以上で文献を読む作業の（1）と（2）がひとまず終わりました。あなたが最初に考えた「主張に対する理由」が、上のような議論とどのように関係しているのかについても、文献を読んである程度は確認できたのではないでしょうか。自分が考えた理由と文献に書いてある理由は違っていましたか、それとも共通していたでしょうか。もし違っていたのなら、あなたの考えた理由に説得力があるかどうかを、あらためて点検してみましょう。このような場合、自分の意見が中絶反対論を批判できるかどうかが手がかりになります。

　たとえば、あなたは次のような理由を考えていたとします。中絶を禁止すべきでないのは、中絶を禁止すると、両親が望まないのに生まれてきた子が虐待されたりして不幸になるからだ。生まれてきてから不幸になるくらいなら、最初から生まれないようにする、つまり中絶するほうが望ましい、と。

　これに対して中絶反対論者はどう応答するでしょうか。すぐに次のように答えるでしょう。中絶は虐待死とまったく同じであり、虐待がダメならば中絶もダメである、と。なぜなら、中絶反対論者にとって胎児は子どもや大人と同等であり、中絶と子どもを虐待して死なせることとの間に違いはないからです。あなたがこれに対抗するためには、中絶反対論の前提1「受精の瞬間から、胎児は他の人間と同じ、生命に対する権利をもった人間である」に反論するか、虐待して死なせることと中絶の間には重要な違いがあることを示す必要があります。このように、反論を通して自分の意見を補強することができるわけです。

　一方、自分が考えていた理由と文献で説明されていた理由に共通点があった場合には、どこがどう共通していたのかを考えて書いていきましょう。最終的には、読んだ文献の議論に完全に賛同するという結論になったとしても、あなた自身が賛同できると思った理由を明確に書ければ十分です。

　ところで、どんな主張にも反論があり、またそれに反論することが是非を論じることだとすれば、結局のところ誰もが納得するような正しい答えにはたどりつけない、ということなのでしょうか。そうだとすると、是非につい

て論じることに意味はあるのでしょうか。たしかに、絶対に正しい答えというのはないかもしれません。しかし、よりもっともらしい考え方はあります。論文を書くことは、社会に存在する問題を、だれにも異論がないような結論を出して解決することではありません。さまざまな立場や考え方のなかで自分自身はこの問題についてどのように考えるか、を吟味することです。どこで議論が対立し、どこで意見がかみ合わなくなっているのかを見つけるだけでも意味があります。人工妊娠中絶についても、具体的なさまざまな場面で答えが変わるとしたら、その理由を1つ1つ明らかにすることは非常に大切です。それをしないと、一見正しい主張のようにみえても、どこかにごまかしがある、ということになってしまいます。

　ここで、是非問題についてなんらかの立場をもって論文を書くときのポイントをあらためて整理しておきましょう。

　是非にかかわる議論はつねに、だれが見ても「その通り」としかいいようがないと思える事柄や価値判断を理由にしています。中絶反対論の論証も、一見、突き崩すことがかなり難しくみえます。また、中絶反対論者は、例外なく、中絶は殺人と同じであり中絶をする者は処罰されるべきだと主張します。しかし、トムソンも指摘するように、たとえばレイプされて妊娠した14歳の少女が中絶することについて、その少女や中絶手術をした医者が処罰されるべきだというのは、どこかおかしいと思いませんか。

　中絶は例外なく禁止し、処罰すべきだという議論の理由が直観に訴える力をもつのに対して、それに対する違和感にもかなり説得力があります。そうなると、それぞれの立場の前提になっている理由を詳細に検討して、本当のところ私たちはどう考えるべきなのか、を明らかにしたくなるのではないでしょうか。

　人工妊娠中絶を含め、生命倫理にかかわる問題はすべて、人間とはなにか、責任や義務とはなにかといった、より一般的な価値に関する問いに結びついています。価値について論じることは、自分自身がもっている価値観をあらためて深く掘り下げて検討し直すことにつながりますし、価値について論じることに関心のある人はおそらく、自分はどう考えるべきかを突き詰めたいのだと思います。そのスタンス——問題意識——を維持すれば、理由を検討

することの意義も十分に理解できると思います。

　ここで、倫理学的な問いの立て方について、少しだけ補足しておきます。これまでみてきたように、生命倫理に対する倫理学的な問いは是か非かという形で立てられます。一番やりやすい倫理学的な問いの立て方は、タイトルを「○○べきか」としてしまうことです。たとえば、「人工妊娠中絶を禁止するべきか」とか「積極的安楽死を認めるべきか」というように。このように問いを立てると、あなた自身の答えがイエスかノーかはどちらにしても、やるべきことがハッキリします。

　では、「トゥーリーの人工妊娠中絶擁護論について」というタイトルについてはどうでしょうか。たしかにここには「擁護すべきか」という是非論の要素が取り入れられています。でも、「○○について」というタイトルは、できれば避けましょう。なにを書くべきかが漠然としてしまうからです。もしトゥーリーの中絶擁護論を検討したいなら、「トゥーリーの人工妊娠中絶擁護論のどこが間違っているのか」としたほうが、目標がより明確になり論文が書きやすくなります。

9-5　思考実験について

　最後に、思考実験についてふれておきたいと思います。

　先にトムソンやトゥーリーの引用をしましたが、そこでは、現実にはありえない状況が想定されていました。人工妊娠中絶という切実な問題を考えているのに、血管でつながれたヴァイオリニストだの知能をもった猫だの、突拍子もない話をもち出したりするなんて、これこそまさに「机上の空論」だ、と反感をもった人もいるかもしれません。しかし空想の話をあえてつくってみることには、問題の核心だけを独立して取り出して考えられるようになるという、プラスの面もあるのです。

　現実にはありえない状況を想定して議論することを、「思考実験」といいます。現実の問題は、さまざまな要素や要因が複雑に絡まり合ってでき上がっています。さまざまな色の糸が何本も絡まり合って1つの「かたまり」になっているような状態をイメージしてもよいでしょう。そのさまざまな色の

糸がどこでどのように絡まっているのかを確かめるとき、3本や4本、またはそれ以上の糸が絡まっているところを一気に解こうとしても、難しいですよね。まずは、ほどきやすい2本の糸を見つけて、結び目を解きほぐしていく、というやり方になるのではないでしょうか。

　現実の生命倫理の問題も、すぐには解答が出せないような複雑な問題です。そのとき、なにが問題を複雑にしているのかを見極めるために、いくつもある要因のなかから2個か3個の要素だけを取り出して、その関係性にいったん絞って考えるわけです。まずはそこから解きほぐして、それでもまだ葛藤や対立が残っているなら、別の要素を取り出して考えてみます。でも、人々の間で実際に生じている倫理的な問題を、実験室のようなところで再現することはできません。そこで、思考実験という方法が用いられるわけです。「思考実験」というのは、文字通り、頭のなかで、複雑な要因のなかから中心的だと思われる要因だけを取り出して、その関係を考える方法です。ですので、現実にはありえないような想定が使われます。

　思考実験にはどんな意義があるのでしょうか。うまくつくられた思考実験では、現実の問題に対してそれまでは考えつかなかったような角度から光を当てることができます。また、条件抜きで述べられているような主張が、本当に無条件に成立するのかどうかを吟味することもできます。

　たとえば先のトムソンの思考実験には、女性にしか起こりえない妊娠・出産を、性別にかかわらずより一般的な問題として考えさせる、という機能があります。ヴァイオリニストの思考実験を介して、人工妊娠中絶の是非論を女性特有の問題としてではなく、他者の命を救うまたは維持するために、自分の体を他者に使わせることをどこまで法的に強制できるのか、という問題として考察できるようになります。要するに、現実にはありえない状況を想定することで、問題をある観点からハッキリさせることができるわけです。

　とはいえ、思考実験には限界や問題もあります。まず、思考実験が現実の問題を考察するために使われる場合、現実の問題の中心的な論点をあらかじめ限定しています。しかし、それが本当に中心的な論点なのかはつねに疑われる可能性があります。ある思考実験をつくる際に切り捨てられた論点が、現実の問題にとって実はもっと重要だった、ということがありうるからです。

思考実験をつくる手続きはそれほど明確に決まっているわけではないので、人によってやり方は違ってきます。ですので、一歩間違うと、その思考実験から得られた結論は、現実の問題に対して直接的な答えにならないだけでなく、本来の論点の斜め上か下をかすりもせずに通り過ぎただけ、といったことになってしまいます。

　たとえば生命倫理の思考実験では、医療資源が枯渇している状況で、だれを優先的に救命するべきかという問題を考えるために、災害時の救命活動で治療効果が高い人から優先順序を付ける「トリアージ」のような例が出されることがあります。しかし、医療資源が枯渇している状況とは具体的になにを指しており、その状況がなにに由来しているのかということを問わないと、この思考実験は現実の問題にとって無意味な話になってしまいます。

　ただ、以上のような限界があるとしても、思考実験にはやはりそれなりの意義があります。思考実験が失敗すること自体が、現実の問題の構造を逆に明らかにする、ということもあります。人工妊娠中絶をめぐる議論にとっても思考実験は意義があります。トムソンのヴァイオリニストの思考実験によって、私たちは、結果的に人の命を奪うことになる行為のすべてが本当に悪いといえるかどうか、という疑問をもつことができます。また、トゥーリーの猫の思考実験は、生物学的なヒトであることが本当にその対象を尊重する理由になるのかどうか、という問いを提起しています。思考実験で出されるのは奇抜な例かもしれませんが、奇抜であるからこそ、条件抜きで当然のように主張されている事柄が実際にはいくつかの条件下でしか成立しない、ということがわかりやすく示されるわけです。

9-6　おわりに

　以上この章では、是非問題や価値について論じたいと考えている人、またそうした課題に取り組む必要のある人に向けて、人工妊娠中絶を例に議論のつくり方を紹介してきました。最後にあらためて手順を確認しておきます。

　1　問題を理解し、メモをつくる。

2　文献を読む。

(1)　自分の意見に近い、または同じ主張をしている文献を読む。

(2)　自分の意見と反対の主張をしている文献を読む。

(3)　(1)の文献も使いながら、(2)の文献に対して反論を考える。

　是か非かについて問題が複雑に絡み合って簡単には答えが出せないような場合に、1と2のような手順をふむことによって、どこにどのような対立や葛藤があるのかを確かめることができます。是非を主張する理由とされている事実が、本当に理由になりうるのかどうか、条件付きの主張が無条件の主張として扱われていないかどうか、などに気をつけながら、自分自身の価値判断とその理由を検討・吟味していけば着実に論文を仕上げることができるでしょう。

（堀田義太郎）

コラム2　自分の体験を記述する

　私たちは、みなそれぞれ、これまでユニークな人生を歩んできました。やむなく人工妊娠中絶をした経験をもつ人、性的マイノリティーなど社会的差別に苦しんでいる人、障害をもつ人、認知症の家族を介護している人、親しい家族を看取った人。私たちの生活には、生命のもつ「生まれる」と「死ぬ」の厳粛さや尊さにふれる瞬間があります。そのあいだの「生きる」ことの難しさに悩むことがあります。こうした、自分が実際に体験したことを、生命倫理学のレポートや卒業論文に活かすことができます。では、どうしたら、自分の体験をうまく論文にすることができるでしょうか。このコラムで紹介したいのは、現象学のやり方です。現象学は私たちの経験をありのままに描き出し、経験の構造を抽出することを目指す、哲学の流派の1つです。

　では、実際のやり方をみていきましょう。まず、あたりまえかもしれませんが、自分の体験は自分にしかわかりません。また、みなそれぞれ独自の観点も想いもあります。ですから、基本的には、自分の体験を自由に記述すればよいでしょう。そのうえで、その体験に反省を加え、論文とします。

　しかし、そうはいってもなかなかうまくいくものではありません。生き生きと自分の体験を記述するには、いくつかコツがいるのです。このコラムではそのコツをみなさんにお伝えしたいと思います。そこで、まずは、次の文章を読んでみてください。男性である筆者が妊娠に関する自己の身体の変化について、妊娠した女性のつもりになって仮想体験を記述したものです。この体験の記述は、どこが優れているでしょうか。そして、どこか足りないものがあるでしょうか。

　　妊娠20週目を迎え、今日は検診に行ってきた。朝、混雑した電車を

避けるため、少し遅めに家を出た。駅までの道のりは、ハナミズキの花が盛りを迎え、とてもきれいだった。駅に着いて、電車を待っている間は、夕食の献立について考えた。電車はすいていて、座ることができた。病院につくと、看護師さんがやさしく声をかけてくれた。そのときだった。私の赤ちゃんが初めておなかを蹴ったのだ。とても感動した。まるで、「僕はここにいるんだよ」といってくれている気がした。また、それと同時に、私はこの赤ちゃんをほんとうに大切に感じた。看護師さんも喜んでくれた。検診は、いつもどおりだった。エコーをやってもらった。先生も「順調ですよ」とおっしゃった。病院からの帰り道、買い物をすませ、また電車に乗った。電車は今度はすこし混んでいた。優先席のところで立っていると、初老の男性が私に「席を替わりましょう」と申し出てくれた。マタニティマークが目に入ったのだろう。私は、男性に遠慮しつつ、私の身体は私だけの生命ではないと、すなわち、私の赤ちゃんという生命を宿しているのだと思い直し、座ることにした。

　考えてみると、私は私だけで生きているのではない。社会に支えられながら生きている。初産のため、たしかに、いまでも不安である。私はつわりがひどかったので、ものを食べることができない時期も長かった。どうしてこんな目に合わなくちゃならないのかと考えたこともあった。しかし、今日、赤ちゃんがおなかを蹴ってくれたこと、初老の男性が席を譲ってくれたことは私にとって重要なできごとであった。赤ちゃんが生命であることを感じること、そしてそれが尊重されることは重要だ。まさに、それは社会に支えられて生きる人間の萌芽にほかならない。私自身もそれをしっかりと認識し、母親として、精一杯頑張っていくつもりである。

　この文章は、1段落目で自分の体験、心の動きをしっかりと記述しています。記述は十分に詳しく行うことができているでしょう。2段落目には、自分の体験について反省を加え、それによって自分の体験を1つ上のレベルの

目線でまとめることができています。しかし、いま1つなにか物足りない。そう感じませんでしょうか。いったい、なにが足りないのでしょう。

1　自分の体験にふみ込めていない

　男性の筆者が仮想体験について記述した文章ですので、どうしても体験の源泉にふみ込んでリアルな記述をすることができていないという弱点があります。「私の赤ちゃんが初めておなかを蹴ったのだ。とても感動した。まるで、「僕はここにいるんだよ」といってくれている気がした」と記述していますが、生き生きとした体験を自分にしか知りえない体験として内側から記述することができていません。ですから、文章全体がどこか空虚で、模型やつくりもののような、たんに「きれいな文章」になってしまっています。

　自分の内面をじっくりと観察し、細やかに描写することが重要です。しかしそれはもちろん、簡単なことではありません。自分の隠しておきたい過去の体験や、身体の特徴、性的な嗜好（しこう）など、グロテスクなまでにさらけ出すというのが、じつは体験をリアルに記述する際の1つのテクニックではあります。しかし、そうしたグロテスクさはやりすぎるとかえって白々しくなりますし、また、そもそも自分が隠しておきたいことを無理にさらす必要はありません。ただ、自分のことを記述する際のある種の恥ずかしさを一度振り払ってみて、自分の体験を記述するとき、そこにリアルさが生まれてくるのです。

2　既存の概念にとらわれ、へんに客観的になってしまっている

　自分の体験を記述するということは、言語を使用したコミュニケーションですので、だれが読んでも理解できるように記述しなければなりません。しかし、記述する内容は、自分にしかアクセスすることのできない情報です。自分だけの体験をみなが共有できるように伝える。これがなかなか難しいことなのです。一番の難しさは、自分の体験をどう記述しても、どうしてもしっくりと落ちる言葉で言い表せない、というところです。

「私はこの赤ちゃんをほんとうに大切に感じた。看護師さんも喜んでくれた」という文章は、だれが読んでも理解できるような明瞭な文章かもしれませんが、伝えるべき情報がもれなく伝えられているかといえば、それは十分ではありません。体験の繊細で微妙な部分が乱暴に概念化されています。言葉にこだわって体験の襞をまざまざと描き出すことに飽いてしまうと、私たちは、既存の概念に頼って安心するようになるのです。花を見て、「花はきれいである」と記述するとき、自分の経験の重要な細部は抜け落ちてしまいます。朝早く起きることを「早起きは三文の得である」と評価するとき、その経験は陳腐になります。すでに確立されている既存の評価を安易に用いたり、「ことわざ」のような既存のいい回しで経験をくくってしまったりすることで、体験の豊かさが滑り落ちてしまうのです。この体験の豊かさを豊かなままに取り出そうというのが、現象学の発想です。現象学は、客観的・科学的な知識やものの見方によって解釈されるまえの、なまなましい経験をとらえようとします。

3　日記みたいになっている

　自分の体験をありのままに記述するとき、まるで日記のようなメモにしては、よくありません。「朝、混雑した電車を避けるため、少し遅めに家を出た。駅までの道のりは、ハナミズキの花が盛りを迎え、とてもきれいだった。駅に着いて、電車を待っている間は、夕食の献立について考えた」——こうした体験の記述は、ピントが甘い記述になりがちです。体験を記述するときには、ピンポイントに自分の体験のひとまとまりに焦点を絞り、そのひとまとまりをまるで虫眼鏡で観察するかのように粘り強く、細やかに記述するのがよいのです。

4　スポ根ものになっている

　これは体験のとらえ方、まとめ方、評価の仕方に関することですが、自分の（つらい）経験を記述したのち、「どんなに苦しくても、前向きに生きて

いくことの重要性と、助けてくれる友人のありがたさを痛感した」というような経験の取り出し方はよくありません。細やかに経験を分析することができていないのです。

　例文の第2段落に注目してみましょう。この段落は、第1段落で記述した体験を反省し、一般化していくところです。例文は、残念ながら、体験の反省、一般化が雑です。たしかに、「赤ちゃんが生命であることを感じること、そしてそれが尊重されることは重要だ。まさに、それは社会に支えられて生きる人間の萌芽にほかならない。私自身もそれをしっかりと認識し、母親として、精一杯頑張っていくつもりである」という文章、これは正論かもしれません。しかし、ありきたりなのです。つらい経験を記述したあとにそれを乗り越え、なにがあっても前を向いて、友や家族とともに明るく歩いていく人間像で締めくくる。これは使い古されたストーリーであり、読者はどうにも白けてしまいます。こうした型にはまった体験の記述を、スポ根ものと名づけましょう。子どもたちにはちょっと人気かもしれませんが、成人むけではありません。

　以上、4つの注意すべきポイントを挙げました。(1) 自分の体験にふみ込み、(2) 安易に既存の概念や、評価に頼らず、(3) 日記のように散漫にならず、(4) 体験を型にはめて分析するようなことはしない。これによって、体験の記述は必ずや読者を引きつけるものとなるでしょう。下にアメリカの現象学者であるアイリス・マリオン・ヤングによる妊娠の体験の記述をよい例として載せたいと思います。男性である本コラムの筆者にも、妊娠することがいかなることか、そして、妊娠がいかなる意味をもちうるのか、生き生きととらえることが可能です。

　　妊娠という経験は、私の身体の変化の経験だった。以前の自分とはどこか異なったものになった。乳首は赤くなり、過敏になった。おなかは洋梨みたいに膨らんだ。ウエストがゴムになったようだ。かゆい。丸い。

なにか中心のほうは硬いものが、私のぷよぷよしているおなか——その
おなかこそ、私のおなかなのだ——にとってかわるのを感じた。それは
若干、むずむずする。おなかのなかが少々ぐるぐるするような気がする。
これは私の感覚である。私の内部の感覚である。しかし、それは違うの
だ。なにが違う？　異なっている。なにか別の場所なのだ。なにか別の
ものに、属している。別の人に。私の身体にもかかわらず。

　胎児の最初の動きは、このように主体が分裂するという感覚を産出す
る。胎児の動きというのは完全に私のものである。完璧に私の内側にあ
るものである。私の経験と空間とを条件づけつつ、それでも私のもので
ある。いってみれば、私だけが、この動きにその源泉からアクセスする
ことができる。数か月にわたり、私だけがこの私のなかにある生命の立
会人なのだ。ほかの人はどこに手をおけばその動きを感じ取れるか、私
の指示なしにはそれもできない。私は、でも自分とは別の生命体に対し
て特権的な関係を有している。その関係は、私の見ている夢や、心のな
かの思考と似ていなくもない。私はそれをだれかに伝えることができる。
しかしながら、それを同じ方法でだれかと共有することはできないのだ。

Young IM 1990. Pregnant Embodiment. In Throwing like a girl and other essays in feminist philosophy and social theory. Indiana University Press, 162-163.

　ヤングは、妊娠の体験を自分の身体の変化として記述しています。そのう
えで、自分と他者とが分かれる源泉を、初めての胎動に見出すのです。初め
て胎動を感じるという経験を、主体（母体）と客体（赤ちゃん）への存在の
分裂のその瞬間ととらえています。それはたしかに自分の内にある自分のも
のであるけれど、自分とは違うものなのです。

　では、体験をありのままに記述すること、それを「たんなる感想」に陥ら
ずに解釈するにはどうしたよいでしょうか。現象学の創始者であるエドムン
ト・フッサールは知覚の場面を記述しています。知覚経験の場合、対象は

「射映」を通して私たちに与えられるといいます。たとえば、部屋にある机を見るという知覚経験を想定してみましょう。私が机に対してどのような位置を取るのかによって、机はそのつど、前面であったり、本が置かれた机の上面であったりと、異なった面を見せます。また、近くに寄って机を見たり、遠くから机を見たりすることで、そのつど異なった机の面が私に与えられます。机は私の「視点（パースペクティブ）」、つまりものの見方に応じて異なった仕方で与えられるのです。そのように異なった仕方で1つの断片的な視点にそのつどしばられながらその机は私に与えられるのだとしても、一貫して私は「机を知覚している」と意識しています。そして机全体を1つの対象として私は知覚しているのです。こうした知覚の構造は射映構造といわれます。すなわち、机は身体をもつ私という一視点から射映を通して対象として私に知覚されます。フッサールは具体的な経験の記述をとおして、経験の一般的構造を指摘します。ここでフッサールが実際に行っているのは、「私がこうした体験をするのは、どうして可能なのだろう」という思考です。「それはなぜ可能だったのか」という仕方で、自分自身に「さかのぼり」の問いをする。それによって自分の経験を一般化、抽象化することができるのです。

　さて、このコラムでは、「自分の体験を記述する方法」として、現象学的方法を解説しました。しかし、ここで解説したのは、現象学的方法のほんの一部で、実際には学問的により精緻化されています。現象学的方法の精緻な体系を習得することは、それほど簡単な道のりではありません。本格的に現象学のことを学んでみたいという方は、谷徹『これが現象学だ』（講談社現代新書、2002年）などを読んでみてください。

（中澤栄輔）

10 | おわりに──生命倫理学の研究へ

10-1　レポートから卒業論文へ

　ここまで、生命倫理に関連するレポートおよび論文を書くための方法について説明してきました。この教科書は、紹介した方法でレポートが十分に書けるようになれば、たんに単位が取れるだけでなく、将来研究へと発展させていくことができるようにつくられています。大学の基盤は研究にあり、レポートは研究の入り口だからです。この章では、レポートからさらに発展して、生命倫理をもっと深く知りたい、考えたい、生命倫理学という学問分野で卒業論文を書いてみたい、という人たちにアドバイスをしておきたいと思います。

　現在、生命倫理学に関連する論文で卒論を書ける大学は、文学部や社会科学系の学部にとどまらず、医療や看護にかかわる分野などにも広がってきています。卒論に求められる水準や内容は大学ごとに違いますが、それでもレポートレベルでは許されるとしても、卒論レベルでは許されないようなレベルの違いがあるのは確かです。では、レポートレベルから卒論レベルに引き上げるにはどうしたらよいでしょうか？　それらの方法については、本書で繰り返し論じてきましたが、ここで、あらためていくつかのふまえておくべきポイントについて確認しておきましょう。

ポイント1　論文の型を守っているか

　レポートと卒論の違いの1つは、型の重視です。この「型」とは、書き手と読み手の間に一定のルールを定めて、研究に求められる厳密さを確保する

仕組みです。たとえば教養科目のレポートであれば、学生と教員の専門分野が異なることも多いので、特定の型から多少はずれていても目くじらを立てられることはないかもしれません。しかし、卒論となると、これが学問的な研究である以上、それぞれの学問分野独自の論文の型に沿って評価されることになります。特に、医療や看護のような自然科学系に近い分野で卒業論文を書く場合には、第3章でも紹介したIMRAD（背景・方法・結果・考察）の形式をきちんと意識して論文を書く必要があります（46頁、表3-3）。

　なお、第Ⅱ部で紹介している社会学、歴史学、法学、哲学・倫理学にもそれぞれの分野ごとに論文の型がありますので、自分が卒論を提出する分野にあわせて書く必要があります。

ポイント2　参考文献・引用文献はきちんとつけられているか

　卒業論文の場合より厳密に求められるのが、参考文献や引用文献が適切につけられているか、という点です。レポートであれば、文献を挙げる順番が間違っていたり、著者名や出版年の書き方が多少おかしかったりしても、見逃してもらえる場合もあるでしょう。しかし、卒論の場合にはそうはいきません。ポイント1ともかかわりますが、参考文献や引用文献の情報をどのように記載するかも、それぞれの分野の研究の型を守ることにかかわってきます。この点については、第5章も確認してみてください。

ポイント3　先行研究をきちんと調べられているか

　レポートと卒業論文の決定的な違いは、どれだけ先行研究をきちんと調べることができているかです。レポートであれば、指定された1冊の本や論文を読んでまとめればいいこともあるでしょう。しかし、卒業論文となると、複数の先行研究を参照することになります。哲学系の場合には1つの文献を深く掘り下げる研究もありますが、その場合でもその文献に対する従来の解釈などを無視するわけにはいきません。先行文献の調べ方については、第4章などをもう一度みてみてください。

ポイント4　どのような問いを立てるか、問いと答えの組み合わせは適切か

　研究においてはどのような問いを立てて、どのように答えを出すかが肝要になります。レポートでは、最初から教員が課題を与える場合もありますが、卒業論文の場合には、多くの場合自分で論文のテーマを決め、自ら問いを立

てることになります。そのため、問いをどう立てるかで、卒業論文の成否が9割がた決まるといっても過言ではありません。加えて、そのように立てた問いに対して、答えを適切に出しているかも重要になります。どのような問いを立てたら、どのように答えを出すべきかについては、第2章や第Ⅱ部の各章に詳しく書かれています。

10-2　卒業論文から学術論文へ

　もしも、卒論で生命倫理にかかわる問題に挑戦し、興味関心をもってもっと勉強してみたいという人がいたならば、ぜひ大学院等へ進んで研究を続ける道も考えてほしいところです。日本国内でも、いくつかの大学院で生命倫理の研究をすることができます。

　修士論文や博士論文になってくると、卒論よりもさらに学術研究に近づいてきます。学術雑誌に論文を投稿するようにもなります。そのため、卒業論文から学術論文に進んでいく際には、さらに高いレベルで求められるようなポイントがあります。

　たとえば、第3章で出てきた FINER なども、より明確に意識する必要があるでしょう。特にＩ（Interesting）＝興味深さと N（Novel）＝新規性、R（Relevant）＝重要性といった点については、学術研究を目指す場合には必ず押さえる必要があります。レポートや卒業論文のレベルでは、自分の研究のおもしろさや新規性、重要性についてそれほど意識しなくてもいいかもしれませんし、まだこの時点ではそれらを判断することはできないかもしれません。しかし、大学院に進んで専門的に学術論文を書いていく場合には、これらを知らなかったではすまされないのです。

　これから行おうとする研究の重要性や新規性を明確に知るためには、それが関連する先行研究のなかでどのような位置づけにあるのかを確かめなければなりません。過去に膨大に積まれた研究と比べて自分の研究に新しさがなければ、学術的な意義は小さくなるか、あるいはまったくなくなります。最悪の場合には、意図的でなかったとしても盗用の嫌疑をかけられるかもしれません。学術的な研究という営みが、先人の過去の業績の上にさらに新しく

知識のブロックを積む行為であるとすれば、自分が積もうとしているブロックがそのどこに位置づけられるのかを把握する必要があります。

　加えて、学術研究を意識する場合には、海外の文献や海外の研究事情にもある程度精通しておかなければなりません。生命倫理学も研究の分野によっては、世界的な研究の大きな流れのなかで自分の研究を位置づけることになります。その場合には、海外の先行研究、最低でも英語で発表されたもの、可能であればドイツ語圏やフランス語圏などの議論等も含めてきちんと調べ上げる必要が出てくることでしょう。なお、英語圏の先行研究の調べ方については、第4章でも取り上げていますので、参考にしてみてください。

　最後に、卒業論文から学術研究に進んでいく場合に、より意識的に記述すべきなのが自分の研究の限界と将来的な展望です。1つの論文で、全部の問いに答えが出せるわけではありません。第2章でも述べましたが、論文を書くときには、その論文を書いてこそ初めて導かれるような答えを出すために、その答えに対応する問いを立てなくてはなりません。当然、1つの論文では検討が及ばないような問題が出てきます。ですから、自分の研究の限界をはっきりと自覚しておかなければなりません。たとえば、選択的人工妊娠中絶について、2000年代初頭における一般の人々の意識を明らかにする研究の場合、それ以前の人々の意識はわかりません。ここがこの研究の限界の1つになります。その論文で2000年代以前の人々の意識を論じたければ、それに関する先行研究を引用するほかありませんが、それは自分の独創性によるものではなく、あくまでも先人の業績に依拠したものとなります。さらに現在の研究の限界がわかれば、次にどのような研究をしなくてはいけないのか、あるいは、したほうがいいかもわかってくるでしょう。卒業論文でそこまで意識することは必ずしも要求されないかもしれませんが、大学院で学術研究を行う場合にはこの辺りまで考慮が必要となってきます。

　どの学問分野にもいえることですが、大学院で研究を続けることは決して楽なことばかりではありません。それでも、生命倫理学の研究に携わり、自分の興味関心にしたがって問いを立て、自分で答えを出していくということは非常にやりがいのあることだと思います。特に、生命倫理学が扱う問題は、生命にかかわる一筋縄ではいかない問題ばかりです。大げさにいえば自分自

身の存在の根底から湧き上がるような問題に、パチリとはまる答えを見つけたときの感動は、やはりほかでは味わえないものなのだと思います。さらにいえば、そのような生命倫理の研究が、世のなかの医学や医学研究あるいは人々の考え方や社会のあり方に影響を与えることもあるでしょう。実際に、生命倫理学の議論は、日本の脳死臓器移植や代理出産等のあり方に、一定の影響を与えてきました。このような点も、生命倫理学という学問に携わることの1つのモチベーションになるのではないかと思います。

10-3　生命倫理学を研究する

　以上、生命倫理にかかわるレポートの書き方から始まって、生命倫理関連の学術研究にまで発展させる方法について述べてきました。ここまでたどり着けば、おそらくあなたも生命倫理学の研究をできるようになる、あるいは、少なくともその入り口に立っています。後は、本書の各章を参考にして、新しい研究の世界を広げていってほしいと思います。

　第Ⅱ部の各章は、それぞれ異なる学問分野の研究方法を念頭に置いて執筆されています。第6章は社会学、第7章は歴史学、第8章は法学、第9章は哲学・倫理学に依拠しています。ただし、生命倫理学の関連分野はこれらにとどまりません。たとえば、Sugarman と Sulmasy という米国の生命倫理学者がまとめた *Methods in Medical Ethics*（『医療倫理学の方法』）という教科書のなかでは、宗教学・神学、文学、人類学、経済学、心理学・実験心理学の方法論なども生命倫理学に応用可能であるとされています。日本でも、そのようなさまざまな研究手法を用いた生命倫理学が発展しつつあります。

　さらに、これらの研究手法の2つ以上を組み合わせて研究を実施することも可能です。たとえば、社会学や歴史学の手法を用いて、人々の意識や考え方を記述的に明らかにしたうえで、それらを哲学的な分析によって考察することもできるでしょう。あるいは、実験心理学の手法を用いて、人の心の傾向をふまえたうえでわれわれの倫理的な判断を分析してみたり、倫理的な分析に基づいてあるべき公共政策について検討してみたりすることもできるでしょう。

将来的には、複数の研究手法を組み合わせて生命倫理学独自の研究の方法というものが確立されていくかもしれません。ただし、現状では、どちらかというと各学問領域の研究手法は互いに独立していることのほうが多いように感じています。実は、この教科書をつくろうと今回の執筆者の何人かで話し始めたときの出発点には、生命倫理学の各学問領域がうまくまざり合っていない状況に対する危機意識がありました。この教科書を書いたわれわれもそうですが、いまこれを読んでいる人のなかから、そのような野心的な取り組みに挑戦してくれる人が今後出てくれば、われわれ執筆者一同としては大変うれしく思います。

（伊吹友秀）

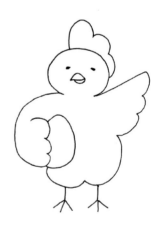

さらに勉強したい人のための読書案内

　ここまで生命倫理のレポートや論文の書き方についていろいろと説明してきましたが、そのすべてをこの1冊だけで伝えきれたわけではありません。この本をきっかけとして生命倫理やその研究方法について興味をもった人のために、第Ⅰ部全般と第Ⅱ部の各章ごとに次に読んでみてほしいいくつかの書籍をリストアップしました。ここで挙げているような書籍を通じて、さらに生命倫理の世界をより深く探究していってほしいと思います。

Ⅰ（2〜5）

赤林朗編、『入門・医療倫理1 改訂版』、勁草書房、2017年
　　生命倫理の核となる医療倫理の体系的な入門書。豊富なトピックスに加えて、生命倫理の問題を考えるための倫理学の基礎についても丁寧に説明してくれています。

玉井真理子・大谷いづみ編、『はじめて出会う生命倫理』、有斐閣アルマ、2011年
　　生・老・病・死にまつわる生命倫理の多様な問題について、多様なバックグラウンドをもつ多様な研究者たちが解説している生命倫理の入門書。

アラステア・V・キャンベル著、山本圭一郎ら訳、『生命倫理学とは何か―入門から最先端へ』、勁草書房、2016年
　　基本的な道徳理論から生命倫理の最新のトピックまで、深くて広い生命倫理の世界が　コンパクトにまとまった良書です。

戸田山和久、『新版 論文の教室―レポートから卒論まで』、NHKブックス、2012年
　　大学生向けのレポート・論文の書き方本のゴールドスタンダード！　とても読みやすいのに、内容はとても高度。本書の作成にあたっても大いに参考にさせてもらっています。

河野哲也、『レポート・論文の書き方入門 第3版』、慶應義塾大学出版会、2002年

　レポート・論文とは何か、から始まり具体的な作法までがよくまとまっています。手元にあると便利な本です。

日本学術振興会「科学の健全な発展のために」編集委員会編、『科学の健全な発展のために―誠実な科学者の心得』、丸善出版、2015年

　日本の学術研究の旗振り役でもある日本学術振興会があいつぐ研究不正事例を鑑みて発表した研究に対するあるべき姿勢を示した1冊。Web版もあります。

6

秋田喜代美、能智正博監修、高橋都、会田薫子編、『はじめての質的研究法―医療・看護編』、東京図書、2007年

　医療・看護に関するフィールド調査、聴きとり調査の技法を丁寧に解説した好著。生命倫理に関する主題も扱われており、読みやすい。

土屋雅子、齋藤友博、『看護・医療系研究のためのアンケート・面接調査ガイド―初心者にもできる質問紙・インタビューガイドのつくり方』、診断と治療社、2011年

　質的調査に必要なインタビューガイドの作成法と、量的調査に用いられる質問紙の作成法を、きわめて初歩的な段階から手取り足取り解説した好著。

田代志門、『死にゆく過程を生きる―終末期がん患者の経験の社会学』、世界思想社、2016年

　在宅ホスピスをフィールドに、綿密なインタビュー調査をもとに編まれた労作。調査結果を1つの作品にまとめ上げる際に参考になります。

7

甲斐克則編、『インフォームド・コンセントと医事法（医事法講座 第2巻）』、信山社、2011年

　法的議論としてのインフォームド・コンセント（IC）についての1冊ですが、法理・歴史はもちろん「終末期とIC」「生殖医療とIC」（不妊手術、

中絶を含む）、「臨床研究と IC」「遺伝子検査と IC」など、生命倫理の諸トピックにつながる内容が収録されています。

田高寛貴、原田昌和、秋山靖浩、『リーガル・リサーチ＆リポート』、有斐閣、2015 年

前半は法律学における資料の活用、説得力のある表現、レポートなどの書き方やディスカッション・法律ディベートの方法についての解説、後半に法律に関する情報検索の方法が説明されています。

樋口範雄編著、『ケース・スタディ生命倫理と法 第 2 版（ジュリスト増刊)』、有斐閣、2012 年

遺伝病の告知、延命治療に関する判断の枠組みなどに関する事例について、そのテーマにかかわる 3 人の専門家がそれぞれの立場による見解を述べています。さらにそれらのコメントに基づいて事例の問題点を整理するという構成で、医療者、患者（また家族）、医学研究者、法学者の考え方の違いがわかりやすい。

8

デイヴィッド・ライト著、大谷誠訳、日本ダウン症協会協力、『ダウン症の歴史』、明石書店、2015 年

中世から近年に至るまで、欧米諸国でダウン症がどのように認識されてきたのか検討した研究書。ダウン症の妹をもつ著者自身が経験したことも含め、現代に通じる生命倫理的な問題についての記述も随所に散りばめられています。

香川知晶、『死ぬ権利―カレン・クインラン事件と生命倫理の転回』、勁草書房、2006 年

いわゆる「持続的植物状態」と診断された女性に対して人工呼吸器の取り外しの可否が争われたカレン・クインラン事件の裁判（アメリカ、1975 ～ 1976 年）の分析を中心に、「死ぬ権利」という生命倫理学的概念の成立過程を歴史的文脈から検討されています。

香西豊子、『流通する人体―検体・献血・臓器提供の歴史』、勁草書房、2007 年

江戸末期以降の日本で、解剖体や血液、移植片（角膜・腎臓・その他の臓器）のドネーションがどのような論理で行われてきたか検討した研究書。人体が資源化され、流通していく歴史が描かれています。

9

マイケル・サンデル著、鬼澤忍訳、『これからの「正義」の話をしよう』、ハヤカワ・ノンフィクション文庫、2011 年

タイトルには「正義」とありますが、倫理学理論の功利主義・義務論・徳倫理についても刺激的な事例や思考実験を通してわかりやすく解説されています。まずはこの本で、倫理学のいろいろな立場についてのイメージをもとう。

伊勢田哲治、『動物からの倫理学入門』、名古屋大学出版会、2008 年

『これからの「正義」……』よりも本格的な入門書がいい、という人にお勧めする 1 冊。また、『これからの「正義」……』を読んだあとに、説明が違うところに注意しつつ考えながら読むと、理解がさらに深まります。「動物」と「人間」の違いというわかりやすい軸で、倫理学のかなり深いところまで入門させてくれる好著。

江口聡編・監訳、『妊娠中絶の生命倫理―哲学者たちは何を議論したか』、勁草書房、2011 年

本文でも一部引用しましたが、人工妊娠中絶に関する倫理学者たちの重要な議論が 1 冊にまとめられたお得な本。哲学・倫理学者たちの本気のバトルが展開されています。人工妊娠中絶に即した議論なので、理論を学ぶにはハーストハウスの論文以外はちょっと向きませんが、哲学・倫理学の議論のやり方を実地で知ることができます。

あとがき

　現代社会において生命倫理にかかわる話題はありふれたものになっているように思います。著名人のカップルが代理母出産で子どもをもうけたというニュースが話題になったり、終末期医療や安楽死についての識者の発言が論争になっていたりします。命にかかわる問題である以上、生命倫理の問題はそれこそわれわれの日常にあふれています。しかし、大学で生命倫理について教えていて思うのは、大学におけるレポートや論文に求められるものと高校生までの作文や感想文、あるいは、大学入試における小論文において求められるものとの違いを知らない学生が少なくないということです。その結果、課題レポート等においても、教員が求めているものからは見当の外れたレポートが提出されることがままあります。

　生命倫理の問題は多くの人にとってとても身近で、なおかつ不可避なものであるがゆえに、学生の多くはなんとなく我流でこれらの問題と向き合えると思いがちかもしれません。もちろん、その人なりの考え方も大事です。しかし、本文中でも触れましたが、1人1人が自由に考えを巡らせるためにも、生命倫理学の方法論を知っておくことには意味があります。自分なりの自由な考え方をよりよく発揮するための手助けに本書がなることを私たち執筆陣は願って取り組んできました。

　後に本書の執筆陣の原型となる研究グループのメンバーが初めて集まったのは、2009 年の日本生命倫理学会の行われた日の夜、横浜にある大学で行われていたので、おそらくその近郊のどこかの居酒屋だったと記憶しています。それがどんな店だったのかは思い出せませんが、集まったのが大学院生や駆け出しの研究者ばかりだったので、決して高いお店ではなかったんだろうと思います。かくいう私自身（伊吹）も、当時は大学院生であり、数か月に及んだオーストラリア留学から帰国したばかりでした。外国にしばらくいていろいろと思うところもあり、日本の生命倫理学を取り巻く現状に対して

185

若手の生命倫理学者たちと話をしてみたいと思っていました。そう思っていたところ、本書の執筆者の1人でもある土屋敦が、これまた今回の執筆者の1人岩江荘介をはじめ何人かに声をかけてくれて、その会は実現しました。

　駆け出しの研究者が集まれば、自分たちの研究の話だけでなく、自分たちの置かれた状況への不安や不満について愚痴が出ないわけがありません。その夜、私は生命倫理学という学問領域をより発展させるために、若手のわれわれにもなにかできないだろうか、とみんなに相談をしました。多くのことを話し合いましたが、そのなかでも大きな話題になったのは、生命倫理学の研究方法についてでした。本書のなかでも言及しましたが、生命倫理学は学際的な学問であり、それゆえに多様な学問的方法論から研究がなされていました。そして、当時のわれわれの目にはそれらの多様な研究方法をもつ者同士が、互いに不干渉であるように映っていました。結果的に、そういった問題意識に共感してくれた何人かのメンバーで、翌年、日本生命倫理学会の若手シンポジウム企画に立候補することになりました。

　愛知で行われたシンポジウムでは、多くの先輩研究者の方も参集してくださり、自分も含めてみんなが緊張のなかで初めて主催したシンポジウムを終えました。当日、われわれはいくつかのことを提案しましたが、特に強調したのが、生命倫理学の研究方法論の確立・その明示化でした。せっかく、多様な研究方法が交錯する場であるにもかかわらず、倫理学の人は社会学の方法論でなされた研究に対してあたりさわりない質問をし、社会学の人も法学の方法論でなされた研究に対してふみ込んだ議論を避けているようにみえるところにわれわれは不満を覚えていました。そして、この状況を改善するためには、まずは互いの研究方法を明示してより開かれた討論が必要なのではないかと提案しました。なお、このとき、集まってくださった先輩研究者の方々のなかには、後にこの本の共同編集を引き受けてくれることになる松原洋子もおり、われわれとの間で活発な議論をしたことを覚えています。

　われわれ自身もまずは自分たちから生命倫理学の研究方法について検討を深めようということになり、その後数年にわたって研究会を開き、いろいろな方々と議論して、このプロジェクトを徐々にですが進めていきました。そのうち、岩江が某企業の研究費を獲得して資金的な裏付けを得て、さらには

何人かの協力者、賛同者も得て、本書の原型になる研究報告書を刊行したのが 2014 年の春でした。中澤栄輔や堀田義太郎がこの企画に手を貸してくれはじめたのは、この前後からでした。

　さて、当初われわれの研究グループとしては、この報告書をもって活動の一区切りとも考えていたのですが、この成果をもっと多くの人にも伝えることができないかとの思いもありました。そんななか、この話に興味をもってくださったのが東京大学出版会の住田朋久さんでした。われわれの多くと年代も近く、研究についても明るい彼が本書の担当を務めてくれたことは、振り返るととても幸運なことでした。粘り強くわれわれを叱咤し、さまざまな有用なご意見をくださった住田さんがいたからこそ、この本がこのよう形で世に出ることができたものと考えており、彼には多大な感謝をしております。

　実際に出版を考え始めたときに苦心したのは読者をどのあたりに想定するかでした。上記の報告書の段階では、大学院生くらいをイメージした生命倫理学の研究方法についての検討だったのですが、その後検討を進めていくなかで卒論生や学部生レベルからの生命倫理学の方法論を活かした教育の必要性に行きつきました。そこで、教育・研究の経験が豊富な先輩研究者にも全体の監修をお願いできないかということになり、最初のシンポジウムのときから一貫して関心をもってくれていた松原に協力の依頼をすることになりました。これ以降も、執筆者や担当章の入れ替わりがあったり、いくつかの章については新しく執筆者を探す必要があったりもしました。そんななかで、法学の方法論の章を遠矢和希が、歴史学の方法論の章を由井秀樹が担当してくれることになり、本書の最終的な執筆陣が固まっていきました。

　また、本書ではオリジナルのイラストを数点いれました。これらについては当初版権フリーのものを使うことも考えたのですが、それだと味気ないので折角ならオリジナルの方がいいだろうということになり、絵の得意な人を探した結果、私の妻でもある伊吹愛（横浜市立大学医学部看護学科）に依頼することになりました。彼女には、忙しい仕事の合間を縫って素晴らしいイラストを仕上げてくれたこと、および、教科書を使う読者や大学教員の目線から貴重なコメントをもらったことに、謝意を表します。また、親の代諾のみで、勝手に一部のイラストのモデルとさせてもらったわが家の子どもたち

にも、この場をお借りして一言感謝しておきます。

　ほかにも多くの方々のご協力があり、本書は世に出ることができました。本来、それらの方々1人1人にお礼を申し上げるべきところですが、紙幅の都合もありますので、ここではもう1グループの人々とおひとりの名前だけ挙げさせていただきます。まずは、それぞれの執筆者が受けもつ授業において、本書の草稿に対して遠慮や忌憚のないご意見をくださったすべての学生のみなさんにお礼申しあげたいと思います。本書の企画を学生目線からよりよいものとするために、私自身をはじめ何人かの執筆者は自分の受けもちの授業で本書の草稿を使ってみました。そのなかでいただいた、受講生のコメントは至る所で反映させていただきました。また、お忙しいなか本書の草稿を読み、編集作業にご協力いただいた立命館大学大学院先端総合学術研究科の吉田一史美さんにもお礼を申し上げさせていただきます。吉田さんの的確なご指摘によって改善された個所は少なくありませんでした。それでもなお、本書に読みにくい個所や誤りがあるとすれば、それはひとえにわれわれ執筆陣の責任であることはいうまでもありません。

　監修的な立場から松原も編者として参加しましたが、それでも私自身を含め各章を担当する若手や若手だった研究者の力量では至らぬ点も多々あるかと思います。本書を手に取ってくださったみなさまには、それらの点につき暖かくご指導、ご鞭撻いただけますと幸甚です。

　本書は、若手生命倫理学者たちの生命倫理学に対する自己探究からスタートしました。当初、私自身もほどなく次の世代に「若手」の座を譲るつもりでいましたが、気がつくと10年近く「若手」をしていたようにも思います。その意味では本書の執筆陣に途中からわれわれよりも1世代若い由井が加わってくれたことは、個人的にはとても重要なことであったように思います。今後は、本書を通じてさらに多くの学生の方々に生命倫理に興味をもってもらえること、および、それらを通じて日本の生命倫理学がより実り多いものになれば望外の喜びです。そのようになることを祈念して、本書の結びとさせていただければと思います。

伊吹友秀

執筆者一覧（*編者．肩書きは 2022 年 2 月現在）

松原 洋子＊　まつばら ようこ　［まえがき，コラム 1］
立命館大学大学院先端総合学術研究科 教授
『優生学と人間社会―生命科学の世紀はどこへ向かうのか』（共著，講談社現代新書，2000 年），
松原洋子・小泉義之編『生命の臨界―争点としての生命』（共編，人文書院，2005 年）

伊吹 友秀＊　いぶき ともひで　［1，3，4，10，あとがき］
東京理科大学教養教育研究院野田キャンパス教養部 准教授
Akira Akabayashi ed., *The Future of Bioethics: International Dialogues* (contributor, Oxford University Press, 2014)，マイケル・サンデル『完全な人間を目指さなくてもよい理由―遺伝子操作とエンハンスメントの倫理』（共訳，ナカニシヤ出版，2010 年）

岩江 荘介　いわえ そうすけ　［5］
宮崎大学医学部 准教授
霜田求編『テキストブック生命倫理』（分担執筆，法律文化社，2018 年），霜田求・虫明茂編『シリーズ生命倫理学 12 先端医療』（分担執筆，丸善出版，2012 年）

土屋 敦　つちや あつし　［6］
関西大学社会学部 教授
『はじき出された子どもたち―社会的養護児童と「家庭」概念の歴史社会学』（勁草書房，2014 年），『〈ハイブリッドな親子〉の社会学―血縁・家族へのこだわりを解きほぐす』（共著，青弓社，2016 年）

遠矢 和希　とおや わき　［8］
国立がん研究センターがん対策研究所 主任研究員
伏木信次・樫則章・霜田求編『生命倫理と医療倫理 第 4 版』（分担執筆，金芳堂，2020 年），村松聡・松島哲久・盛永審一郎編『教養としての生命倫理』（分担執筆，丸善出版，2016 年）

中澤 栄輔　なかざわ えいすけ　［2，コラム 2］
東京大学大学院医学系研究科 講師
赤林朗編『入門・医療倫理 I 改訂版』（分担執筆，勁草書房，2017 年），信原幸弘・原塑・山本愛実編『脳神経科学リテラシー』（分担執筆，勁草書房，2010 年）

堀田 義太郎　ほった よしたろう　［9］
東京理科大学教養教育研究院野田キャンパス教養部 准教授
霜田求編『テキストブック生命倫理』（分担執筆，法律文化社，2018 年），『差異と平等―障害とケア／有償と無償』（共著，青土社，2012 年）

由井 秀樹　ゆい ひでき　［7］
山梨大学大学院総合研究部医学域 特任助教
『人工授精の近代―戦後の「家族」と医療・技術』（青弓社，2015 年），『少子化社会と妊娠・出産・子育て―テーマでひらく学びの扉』（編，北樹出版，2017 年）

189

生命倫理のレポート・論文を書く

2018 年 4 月 5 日　初　版
2022 年 3 月 25 日　第 2 刷
［検印廃止］

編　者　松原　洋子・伊吹　友秀
　　　　まつばら　ようこ　　いぶき　ともひで

発行所　一般財団法人　東京大学出版会

　　　　代表者　吉見　俊哉

　　　　153-0041 東京都目黒区駒場 4-5-29
　　　　http://www.utp.or.jp/
　　　　電話 03-6407-1069　Fax 03-6407-1991
　　　　振替 00160-6-59964

組　版　有限会社プログレス
印刷所　株式会社ヒライ
製本所　牧製本印刷株式会社

臨床倫理の考え方と実践　　　　B5　2700円
医療・ケアチームのための事例検討法
　清水哲郎・会田薫子・田代志門 編

医療・介護のための死生学入門　　四六　2600円
　清水哲郎・会田薫子 編

死生学（全5巻）　　　　　　　A5　各2800円
　島薗進・竹内整一・小佐野重利 編集代表

延命医療と臨床現場［オンデマンド版］　A5　4800円
人工呼吸器と胃ろうの医療倫理学
　会田薫子 著

医学・生命科学の研究倫理ハンドブック　A5　2400円
　神里彩子・武藤香織 編

政策リサーチ入門［増補版］　　　A5　2800円
仮説検証による問題解決の技法
　伊藤修一郎 著

論文ゼミナール　　　　　　　四六　2300円
　佐々木健一 著

留学生と日本人学生のための
レポート・論文表現ハンドブック　A5　2500円
　二通信子・大島弥生・佐藤勢紀子・因京子・山本富美子 著

ここに表示された価格は本体価格です．ご購入の
際には消費税が加算されますのでご了承ください．